Andreas Mayer

Schriftspracherwerbsstörungen

Ein Ratgeber für Therapeuten, Pädagogen und Eltern

Andreas Mayer

Schriftspracherwerbsstörungen

Ein Ratgeber für Therapeuten, Pädagogen und Eltern

Bibliografische Information der Deutschen Nationalbibliothek

Die Deutsche Nationalbibliothek verzeichnet diese Publikation in der Deutschen Nationalbibliografie; detaillierte bibliografische Daten sind im Internet über http://dnb.d-nb.de abrufbar.

Die Informationen in diesem Ratgeber sind von dem Verfasser und dem Verlag sorgfältig erwogen und geprüft, dennoch kann eine Garantie nicht übernommen werden. Eine Haftung des Verfassers bzw. des Verlages und seiner Beauftragten für Personen-, Sach- und Vermögensschäden ist ausgeschlossen.

Besuchen Sie uns im Internet: www.schulz-kirchner.de

1. Auflage 2015
ISBN   978-3-8248-1148-9
eISBN 978-3-8248-9964-7
© Schulz-Kirchner Verlag GmbH, 2015
Mollweg 2, D-65510 Idstein
Vertretungsberechtigte Geschäftsführer:
Dr. Ullrich Schulz-Kirchner, Nicole Haberkamm
Titelfoto: © Kzenon - Fotolia.com
Fachlektorat: Dr. Christiane Lücking
Lektorat: Susanne Koch, Doris Zimmermann
Umschlagentwurf und Layout: Petra Jeck
Druck und Bindung:
TZ-Verlag & Print GmbH, Bruchwiesenweg 19, 64380 Roßdorf
Printed in Germany

| Inhaltsverzeichnis

Vorwort 7

Welche Fähigkeiten braucht ein Kind, um einen gelesenen Text verstehen zu können? 9

Lesen- und Schreibenlernen ist ein Entwicklungsprozess 11

Schriftspracherwerbsstörungen (Lese-Rechtschreibstörungen) 17

Risikofaktoren für die Ausbildung einer Lese-Rechtschreibstörung 19
Ursachen von Lese-Rechtschreibstörungen 19
Spracherwerbsstörungen als Risikofaktor für die Ausbildung
von Schriftspracherwerbsstörungen 20
Das Konstrukt der phonologischen Informationsverarbeitung 21
Die phonologische Bewusstheit 22
Die Benennungsgeschwindigkeit 25

Früherkennung und Diagnostik 29
Früherkennung von Risikokindern 29
   Hinweise für Eltern und Erzieherinnen 29
   TEPHOBE 30
   Bielefelder Screening zur Früherkennung von Lese-Rechtschreib-
   schwierigkeiten (BISC) 32
Diagnostik schriftsprachlicher Kompetenzen 33
   Salzburger Lese- und Rechtschreibtest II (SLRT II) 33
   ELFE 1-6 34

Prävention von Schriftspracherwerbsstörungen 36
Literacy-Aktivitäten als präventive Maßnahmen im Vorschulalter
und in Eingangsklassen 36
Übungen zum Aufbau einer impliziten phonologischen Bewusstheit
auf Reim- und Silbenebene 40
Auf- und Ausbau einer expliziten Phonembewusstheit 42
   Identifizieren auf Phonemebene 43
   Synthetisieren auf Phonemebene 43
   Segmentieren auf Phonemebene 43
Vermittlung der Graphem-Phonem-Korrespondenzen 46
Unterstützung beim Erlernen des synthetisierenden Lesens 49

Automatisierung des Leseprozesses 53
Rechtschreiben 57

Nachteilsausgleich **63**

Literatur **67**

Glossar **71**

Die Erläuterungen der mit ▸ gekennzeichneten Begriffe finden Sie im Glossar ab Seite 71.

Vorwort

Obwohl sich die Leistungen der Schülerinnen und Schüler in Deutschland zwischen der ersten (2003) und bislang letztmaligen Erfassung (2012) der Lesekompetenzen in den von der OECD verantworteten internationalen Schulleistungsstudien PISA deutlich verbessern konnten, schneiden hierzulande immer noch 14 % aller Kinder und Jugendlichen auf einem Niveau ab, das ihnen nach der Einteilung des PISA-Konsortiums nur basale Lesekompetenzen der Stufe 1 attestiert (Bundesministerium für Bildung und Forschung 2006).

Diese Schülerinnen und Schüler sind ausschließlich in der Lage, mit Texten umzugehen, die ihnen in Inhalt und Form vertraut sind. Sie können die Kernaussage solcher Texte nur dann identifizieren, wenn die zentralen Informationen ausdrücklich benannt werden und sie nur wenig ablenkende Informationen enthalten.

Führt man sich in diesem Zusammenhang vor Augen, dass die selbstständige Informationsentnahme aus Texten in der Schule ein wesentlicher Bestandteil mehr oder weniger aller Fächer ist und ab der dritten Klasse als Kompetenz vorausgesetzt wird, die Arbeitswelt den versierten Umgang mit Schrift insbesondere im Zusammenhang mit elektronischen Medien in nahezu allen Berufen erwartet, wird deutlich, dass sich Lese-Rechtschreibschwierigkeiten negativ auf das schulische Lernen im Allgemeinen auswirken können und die vollständige gesellschaftliche Teilhabe betroffener Jugendlicher und Erwachsener gefährden.

Während lese-rechtschreibschwache Kinder bis heute oftmals in Schulen mit den Förderschwerpunkten Lernen und Sprache unterrichtet werden, ist in der Folge der Ratifizierung der UN-Konvention für die Rechte von Menschen mit Behinderungen und der damit verbundenen schrittweisen Umsetzung eines inklusiven Schulsystems zu erwarten, dass ein Großteil dieser Schülerinnen und Schüler in Zukunft Regelschulen besuchen wird. Aus diesem Grund benötigen Pädagogen und Pädagoginnen an Regelgrundschulen ein differenziertes Wissen über die Hintergründe gestörter Schriftspracherwerbsprozesse. Dazu gehören diagnostische und präventive Kompetenzen, die es ihnen ermöglichen, Risikokinder für die Ausbildung von Lese-Rechtschreibschwierigkeiten frühzeitig zu erkennen und betroffenen Kindern die schriftsprachlichen Kompetenzen zu vermitteln, die für eine vollständige Teilhabe am gesellschaftlichen Leben benötigt werden.

Das Ziel dieses Ratgebers besteht deshalb darin, den Berufsgruppen, die sich um Kinder mit Problemen beim Lesen- und Schreibenlernen kümmern, theoretisches Hintergrundwissen zu Lese-Rechtschreibstörungen zu liefern und praktische Tipps zu geben, wie Risikokinder frühzeitig identifiziert und unterstützt werden können.

Je früher Kinder mit drohenden Lese-Rechtschreibschwierigkeiten erkannt und gefördert werden, desto erfolgversprechender sind die Aussichten.

Aber auch Eltern sollen von der Lektüre des Ratgebers profitieren, indem sie die Probleme ihrer Kinder besser verstehen lernen und erfahren, mit welchen Übungen und Spielen sie bereits im Vorschulalter im familiären Umfeld unterstützend wirksam werden können.

Welche Fähigkeiten braucht ein Kind, um einen gelesenen Text verstehen zu können?

Der Name der deutschen Hauptstadt stammt aus dem Slawischen und bedeutet „sumpfige Wildnis mit Lehm und Sand". Das Tal der Spree war nämlich eine Sumpfwildnis. Da gab es auch wilde Bären. Weil „Berlin" so ähnlich klingt wie „Bär", wählten die Berliner den Bären als Wappentier aus.[1]

Bereits um diesen einfachen kurzen Text lesen und verstehen zu können, benötigen Kinder zahlreiche spezifisch schriftsprachliche, allgemein sprachliche und kognitive Fähigkeiten.

Wie bei allen höheren kognitiven Funktionen spielen auch bei der sinnentnehmenden Verarbeitung von Texten eher unspezifische Kompetenzen der Aufmerksamkeitslenkung, der Konzentrationsfähigkeit, der Motivation, der Gedächtniskapazität etc. eine wesentliche Rolle.

Von zentraler Bedeutung für das Verständnis schriftsprachlicher Beeinträchtigungen sind aber die spezifisch schriftsprachlichen Fähigkeiten im Bereich der ▸Worterkennung und das allgemeine Hörsprachverständnis. Unter der Worterkennung versteht man die Fähigkeit, ein gedrucktes Wort in Lautsprache (beim leisen Lesen in innere Sprache) umzuwandeln. Dazu stehen kompetenten Lesern zwei Wege zur Verfügung. Wörter, die in der schriftsprachlichen Modalität noch nicht automatisiert erkannt werden können, können rekodiert werden, indem die einzelnen Buchstaben des Wortes in Laute umgewandelt und zu bedeutungstragenden Einheiten (Wörtern) synthetisiert werden (= ▸phonologisches Rekodieren). Da Leseanfängern die wenigsten Wörter schriftsprachlich vertraut sind, wird diese *indirekte Strategie* insbesondere am Anfang des Lesen- und Schreibenlernens benutzt. Wörter, von denen eine Repräsentation im Langzeitgedächtnis gespeichert ist, können dagegen auf direktem Weg automatisiert erkannt werden, ohne dass eine bewusste Verarbeitung einzelner Buchstaben notwendig ist. Ein wesentliches Ziel des Unterrichts muss darin bestehen, den Kindern diese ▸*direkte Lesestrategie* zu vermitteln, da sich das Lesen so schneller und müheloser gestaltet und so mehr kognitive Ressourcen für die Sinnentnahme zur Verfügung stehen.

---

1 Vgl. http://www.sos-halberstadt.bildung-lsa.de/sagen/pdf/VondenAnfaengenderdeutschenHauptstadtBerlin.pdf

Während die Umwandlung gedruckter Wörter in Sprache prinzipiell möglich ist, wenn das Kind die ▸Graphem-Phonem-Korrespondenzen (Buchstaben-Laut-Zuordnungen) und die Synthese von Lauten beherrscht, ist ein Zugriff auf die Bedeutung des rekodierten Wortes – und damit ein Verstehen – nur dann möglich, wenn dieses zum Wortschatz des Kindes gehört, also wenn ein entsprechender Eintrag im ▸mentalen Lexikon vorhanden ist. Neben den spezifischen schriftsprachlichen Fähigkeiten der Worterkennung spielen also auch der Umfang und die Differenziertheit des Wortschatzes eine wesentliche Rolle, um das Gelesene verstehen zu können. Damit aber nicht genug. Das Verstehen einzelner Wörter garantiert bei Weitem noch nicht das Satz- und Textverständnis. Um das Gesamtbild eines Textes konstruieren zu können, muss die grammatische Struktur der einzelnen Sätze verarbeitet werden, die Inhalte einzelner Sätze müssen aufeinander bezogen werden, Hintergrundwissen und im Text nicht explizit genannte Informationen müssen ergänzt werden.

Für das Leseverständnis müssen spezifisch schriftsprachliche und allgemein sprachlich-kognitive Fähigkeiten ineinandergreifen. Ist entweder die Worterkennung oder das allgemeine Sprachverstehen nicht intakt, muss darunter auch das Leseverständnis leiden.

Das intakte Zusammenwirken der Worterkennung und des Sprachverständnisses wird im angloamerikanischen Raum im Rahmen des Modells des „simple-view-of-reading" (Hoover/Gough 1990, Abb. 1) beschrieben.

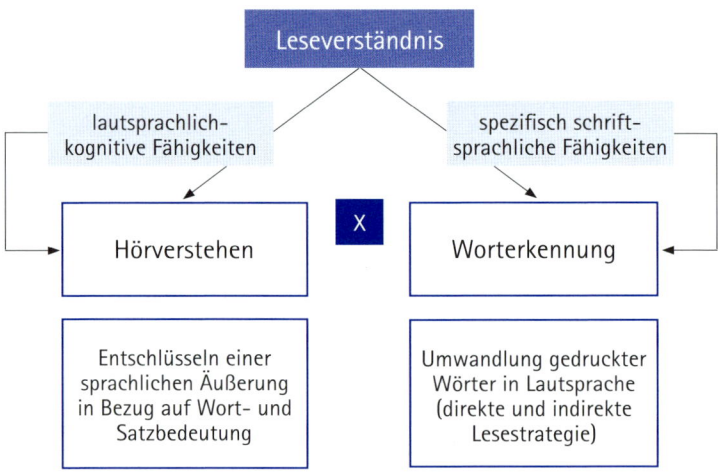

Abb. 1: Das „simple-view-of-reading"-Modell von Hoover und Gough (1990)

Lesen- und Schreibenlernen ist ein Entwicklungsprozess

Um deutlich zu machen, dass das Lesen- und Schreibenlernen eine Entwicklungsaufgabe darstellt, die in die gesamte sprachlich-kognitive Entwicklung des Kindes eingebettet ist und insbesondere in engem Zusammenhang mit vorschulisch erworbenen (meta-)sprachlichen Kompetenzen steht, wird in diesem Ratgeber der Begriff Schriftspracherwerb bzw. Schriftspracherwerbsstörungen favorisiert. Die Verwendung dieser Terminologie macht deutlich, dass es sich bei der Schrift um ein System handelt, mit dem Sprache visuell symbolisiert wird. Während uns die Sprache ermöglicht, Dinge, Handlungen, Situationen und Eigenschaften aus der Realität durch Wörter zu symbolisieren, werden diese Wörter in der Schrift durch visuelle Symbole abgebildet („Schriftsprache als Algebra der Sprache", Wygotski 1971). Daraus lässt sich bereits ableiten, dass Kinder mit sprachlichen Beeinträchtigungen ein besonderes Risiko haben, im Laufe der Grundschulzeit Schriftspracherwerbsprobleme zu entwickeln. Auf diesen Aspekt wird im Kapitel *Spracherwerbsstörungen als Risikofaktor für die Ausbildung von Schriftspracherwerbsstörungen* noch genauer eingegangen.

Durch eine entwicklungsorientierte Betrachtung schriftsprachlicher Kompetenzen konnte deutlich gemacht werden, dass es sich beim Lesen- und Schreibenlernen nicht um einen zeitlich begrenzten, in sich geschlossenen Lernprozess handelt, bei dem anfänglich erworbene Fähigkeiten sukzessive perfektioniert werden. Viel besser lässt sich der Schriftspracherwerb als Entwicklungsprozess interpretieren, der sich in unterschiedliche Phasen gliedern lässt, in denen sich die Kinder von unterschiedlichen Strategien leiten lassen und sich nach und nach ein differenzierteres und präziseres Wissen über den Gegenstand Schriftsprache aneignen. Diese Entwicklung beginnt nicht erst mit der systematischen Instruktion in der ersten Klasse, vielmehr lassen sich bereits im Vorschulalter wichtige Vorläuferfähigkeiten identifizieren, die einen Einfluss auf den Schriftspracherwerb in der Schule haben.

Präliteral-symbolische Phase: Im Vorschulalter kann das Kind wichtige präliterale Erfahrungen machen, die seine lautsprachlichen Fähigkeiten ausbauen und ihm auf implizite Weise unterschiedliche Facetten der Schriftsprache nahebringen. In dieser Phase können Eltern ihr Kind in kindgemäßer und spielerischer Form durch unterschiedliche „▶literacy-Aktivitäten" unterstützen. Im Zusammenhang mit dem Schriftspracherwerb kommt dabei insbesondere einer dialogisch ausgerichteten Bilderbuchbetrachtung eine wesentliche Rolle zu (s. Kap. *Literacy-Aktivitäten als präventive Maßnahmen im Vorschulalter und in Eingangsklassen*). Im Vergleich zum Umgang mit realen Gegenständen verlangt die Bildbetrachtung ein höheres

Maß an Abstraktionsfähigkeit, da im Buch eine Reduktion auf zweidimensionale Flächen stattfindet. Die Erfahrungen mit Bilderbüchern provozieren Gestaltungen auf produktiver Seite. Das Kind beginnt aufgrund motorischer Schwierigkeiten noch recht unvollkommene Bilder zu malen und ihnen eine Bedeutung zu geben. Wie die Bildanschauung auf das Lesen vorbereitet, bereitet das grafische Gestalten unmittelbar auf das spätere Schreiben vor.

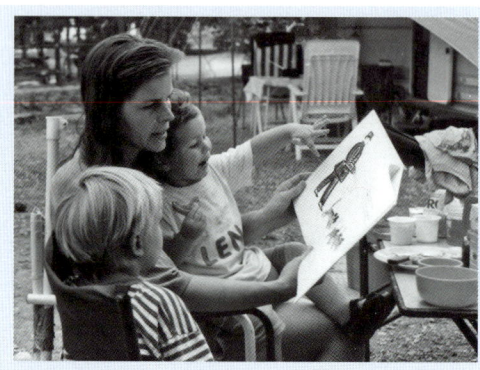

Abb. 2: Dialogische Bilderbuchbetrachtung im familiären Umfeld

Gegen Ende dieser Phase lassen sich sowohl auf rezeptiver als auch auf produktiver Seite qualitative Veränderungen identifizieren. Während Kinder zu Beginn noch versuchen, das Gemeinte konkret darzustellen, fallen beim Schreibprodukt in Abbildung 3 v. a. die Tendenz zur linearen Anordnung und die Verwendung kleinerer buchstabenähnlicher Zeichen auf. Solche „Kritzelbriefe" werden von den Kindern (evtl. mit Unterstützung der Eltern) als Einkaufslisten, Wunschzettel und Briefe an die Großeltern interpretiert.

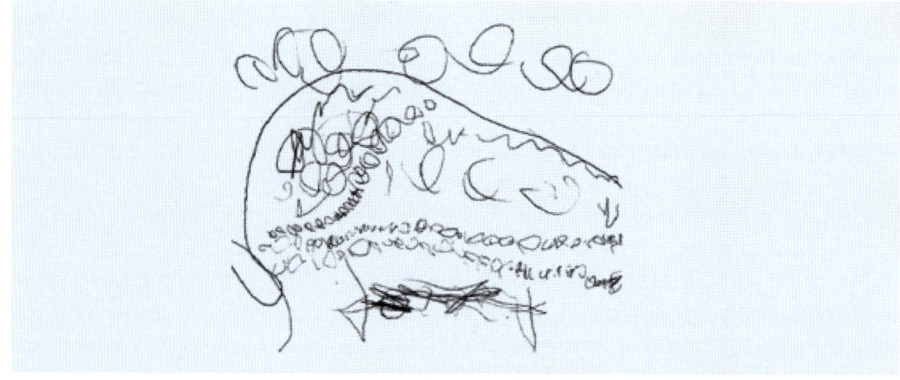

Abb. 3: Eine Schreibprobe aus der präliteral-symbolischen Phase (Anna, 3;7)

In der rezeptiven Modalität beginnt das Kind gegen Ende dieser Phase mit dem „Vorlesen" seiner Bücher („So-tun-als-ob-Lesen", Kirschhock 2004, 304). Dies wird daran deutlich, dass die ▸Prosodie deutlich ausgeprägter und die Sprechweise deutlicher und langsamer ist, auf grammatikalisch wohlgeformte Sätze geachtet und direkte Rede eingebaut wird. Die zentrale Fähigkeit, die Kinder in dieser Phase erwerben können, ist ein Verständnis für die kommunikative Funktion der Schriftsprache zu entwickeln. Schreiben und Lesen sind nicht nur Techniken, vielmehr handelt es sich primär um ein Kommunikationssystem, mit dessen Hilfe Wünsche und Bedürfnisse mitgeteilt und Geschichten erzählt werden können, das aber auch als Gedächtnisstütze fungieren kann. Konkrete Vorschläge zur Umsetzung dieser „literacy-Aktivitäten" im Elternhaus finden sich im Kapitel *Literacy-Aktivitäten als präventive Maßnahmen im Vorschulalter und in Eingangsklassen*.

Logographemische Phase: In der sogenannten logographemischen Phase erkennen die Kinder, dass die Zeichen der Schrift Symbole für Sprache darstellen. Während alphabetische Schriften aber die phonologische Struktur der Lautsprache abbilden, besteht das wesentliche Charakteristikum der logographemischen Strategie darin, dass die Kinder eine aus der Erwachsenenperspektive falsche, arbiträre, unsystematische Assoziation zwischen einem „Wortbild" und der Bedeutung des Wortes ausbilden. Es handelt sich um eine rein visuelle Vorgehensweise. Die Kinder orientieren sich an einigen besonders hervorstechenden visuellen Merkmalen der Graphemfolge, die sie mit der Bedeutung verknüpfen.

Erwachsener:	*Kennst du das Wort schon?*
Kind:	*Oma*
Erwachsener:	*Woher weißt du das denn?*
Kind:	*Wegen dem großen Kreis.*

Auch auf produktiver Seite geht das Kind rein visuell vor. Bei Schreibversuchen findet keine auditive Analyse im Sinne eines Vorsprechens des Wortes und der Isolierung der Einzellaute mit anschließender Zuordnung des entsprechenden Buchstabens statt, vielmehr werden einige wesentliche, visuell besonders hervorstechende Merkmale des Wortes aus dem Gedächtnis wiedergegeben (Abb. 4).

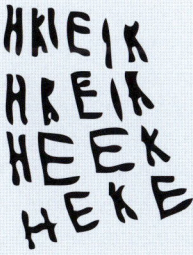

Abb. 4: Wie Heike „Heike" schreibt (Sassenroth 1991, 49)

Da Kinder im deutschsprachigen Raum bereits von Beginn des schulischen Schriftsprachunterrichts an die systematische Verknüpfung zwischen Buchstaben und Lauten erlernen und mit dem alphabetischen Prinzip der Synthese von Einzellauten sowie der Analyse von Wörtern in kleinere Einheiten konfrontiert werden, dürfte diese logographemische Strategie im deutschsprachigen Raum nur von untergeordneter Bedeutung sein. Aufgrund des stark einzellautorientierten Unterrichts in Ländern mit recht eindeutiger Buchstaben-Laut-Zuordnung lassen sich Wimmer und Hummer (1990) zufolge hierzulande bei den wenigsten Kindern Anzeichen einer logographemischen Strategie beobachten. Auch Klicpera et al. (2013) sprechen von einer möglichen, aber nicht zwingend auftretenden, kurzen rudimentären Phase logographischen Lesens in der Vorschulzeit.

Alphabetische Phase: Entsprechend ist der Erwerb der alphabetischen Strategie die erste echte Hürde, die Kinder im Rahmen des schriftsprachlichen Anfangsunterrichts bewältigen müssen. Die zentralen Fähigkeiten, die in dieser Phase erworben werden, sind das langsame Erfassen der ▸Phonem-Graphem-Korrespondenzen, das Erlernen des synthetisierenden Lesens und des lautgetreuen Aufschreibens von Wörtern. Die vom Erwachsenenstandpunkt falsche Annahme der logographemischen Strategie, dass Schrift Bedeutungen abbildet, wird in der alphabetischen Phase überwunden. Die Kinder erleben durch eine entsprechende Gestaltung des schriftsprachlichen Anfangsunterrichts, dass es sich bei der Schrift um eine systematische Abbildung der ▸Phonologie der Lautsprache handelt.
Die in dieser Phase erworbene Lesetechnik des phonologischen Rekodierens zeichnet sich dadurch aus, dass die Kinder die einzelnen Buchstaben eines Wortes bewusst in die entsprechenden Laute umwandeln und zu einer Lautfolge zusammensetzen. Bei der analogen Anwendung der indirekten (segmentalen) Schreibstrategie (= lautgetreues Schreiben) erlernen die Kinder, ein Wort in seine Einzellaute zu segmentieren und den identifizierten Lauten die entsprechenden Buchstaben zuzuordnen.
Für den vollständigen Erwerb der ▸indirekten Lese- und ▸segmentalen Schreibstrategie benötigen Kinder einen längeren Zeitraum, der sich üblicherweise mindestens über das gesamte erste Schuljahr erstreckt. Da sich in den Lese- und Schreibversuchen in dieser Phase auch qualitative Unterschiede identifizieren lassen, wurde sie von einigen Autoren in Zwischenstadien gegliedert. Kirschhock (2004) beispielsweise beschreibt die Entwicklung des Lesens innerhalb der alphabetischen Strategie folgendermaßen: Ausgehend von einer „beginnenden alphabetischen Strategie", mit deren Hilfe einzelne Buchstabennamen und Laute benannt und Wörter aufgrund des Kontextes in Zusammenhang mit dem Anfangsbuchstaben erraten würden, gelinge es mit der „teilweise entfalteten alphabetischen Strategie" erste Buchstaben und der sich anschließenden „weitgehend entfalteten alphabetischen Strategie" ein Wort vollständig zu synthetisieren. Die „voll entfaltete alphabetische Strategie" mit der sicheren Anwendung der Synthese bilde den Abschluss dieser

Phase. Auch hier komme es noch vereinzelt zu einer verzögerten Sinnentnahme, wenn die Kinder nach der Synthese der Einzellaute im mentalen Lexikon nach dem Eintrag mit der größtmöglichen Übereinstimmung suchten und das Wort dann in natürlicher Aussprache artikulierten. Auf produktiver Seite identifizieren Klicpera et al. (2013) Schreibweisen, bei der jede Silbe durch einen Buchstaben dargestellt wird, während später phonetische Merkmale verschriftet werden, die von Erwachsenen nicht mehr wahrgenommen werden (z. B. ▸Auslautverhärtung). Am Ende der alphabetischen Phase kommt es beim Schreiben bereits manchmal zur Anwendung orthografischer Muster, die aber noch inkonstant und unsystematisch verwendet werden.

Die (meta-)sprachlich-kognitive Fähigkeit, die in besonders engem Zusammenhang mit dem Erwerb der alphabetischen Strategie steht, die ▸phonologische Bewusstheit, wird im Kapitel *Die phonologische Bewusstheit* begrifflich erläutert. Möglichkeiten der Förderung in diesem Bereich werden in den Kapiteln *Übungen zum Aufbau einer impliziten phonologischen Bewusstheit auf Reim- und Silbenebene* und *Auf- und Ausbau einer expliziten Phonembewusstheit* beschrieben.

Mithilfe der alphabetischen Strategie haben Kinder die Fähigkeit erworben, Wörter zu erlesen und zu schreiben, die ihnen in der schriftsprachlichen Modalität noch unbekannt sind. Es handelt sich um eine sichere, gleichzeitig aber auch mühsame, insbesondere auf Satz- und Textebene unökonomische Lesestrategie, die einen großen Teil der kognitiven Ressourcen und der Aufmerksamkeit bündelt, sodass für die Sinnentnahme oft nicht mehr ausreichende Kapazitäten zur Verfügung stehen. Auf dem Weg zum kompetenten Leser besteht deshalb die Notwendigkeit, die alphabetische Strategie durch die orthografische zu ergänzen.

Orthografische Phase: Der Kern dieser Strategie besteht darin, dass es dem Kind zunehmend besser gelingt, größere Einheiten der Schriftsprache als einzelne Buchstaben simultan zu verarbeiten, sodass es nicht mehr auf die Analyse und Synthese einzelner Buchstaben bzw. Laute angewiesen ist. Die orthografische Strategie ist zunächst eine Lesestrategie, die sich dadurch charakterisieren lässt, dass das Kind ▸Morpheme, Silben, häufig vorkommende Buchstabenfolgen und Wörter als Einheiten verarbeitet, sodass das Lesen zunehmend flüssiger und automatisierter wird und mehr kognitive Ressourcen für die Sinnentnahme zur Verfügung stehen. Wenn die orthografische Strategie auch zunächst auf Seiten der Rezeption zu beobachten ist und keinesfalls ausschließlich mit dem Erwerb der korrekten Orthografie gleichgesetzt werden kann, ist die Anwendung dieser Strategie beim Erlernen des Rechtschreibens natürlich unverzichtbar.

Im Deutschen ist die Graphem-Phonem-Korrespondenz eindeutiger geregelt als die Phonem-Graphem-Korrespondenz. Damit ist gemeint, dass einzelne Buchstaben oder Buchstabenverbindungen mit wenigen Ausnahmen im Bereich der Vokale gleich ausgesprochen werden (z. B. wird die Buchstabenfolge <ah> immer als langes a, der Vokal vor einem <ck> immer kurz ausgesprochen), während die

Schreibweise von Lauten deutlich unregelmäßiger ausfällt (z. B. kann ein langes „a" als <a>, wie in „Wal", als <ah> wie in „Zahn" oder als <aa> wie in „Saal" verschriftet werden). Aus diesem Grund stellt das Erlernen der korrekten Orthografie meist einen wesentlich längeren Entwicklungsprozess dar als die Automatisierung des Leseprozesses.

Der Wechsel von der alphabetischen zur orthografischen Phase stellt den entscheidenden Schritt auf dem Weg zum kompetenten Leser dar. Unterstützungsmaßnahmen, die Kindern helfen sollen, die orthografische Strategie zu erlernen, die also darauf abzielen, die Lesegeschwindigkeit und die Leseflüssigkeit zu verbessern, werden im Kapitel *Automatisierung des Leseprozesses* beschrieben.

Tab. 1: Die Entwicklungsphasen im Schriftspracherwerb

Präliteral-symbolische Phase	■ Nachahmung äußerer Verhaltensweise ■ „So-tun-als-ob-Lesen" bei der Bilderbuchbetrachtung (Kirschhock 2004) ■ Verfassen von Kritzelbriefen
Logographemische Phase	■ Kenntnis einzelner Buchstaben anhand figurativer Merkmale ■ Häufig vorkommende Wörter werden an visuellen Merkmalen erkannt ■ Wörter werden wiedergegeben, indem einige besonders charakteristische Merkmale aufgeschrieben werden
Alphabetische Phase	■ Erwerb der Graphem-Phonem-Korrespondenzen ■ Schrittweises Erlernen des synthetisierenden Lesens ■ Schrittweises Erlernen des lautgetreuen Aufschreibens von Wörtern
Orthografische Phase	■ Verwendung orthografischer bzw. sprachstruktureller Elemente beim Schreiben ■ Schrittweise Automatisierung des Lesens, indem größere schriftsprachliche Einheiten (z. B. Silben) als Einheiten erkannt werden
Integrativ automatisierte Phase	■ Automatisierung der verschiedenen Teilprozesse

Schriftspracherwerbsstörungen (Lese-Rechtschreibstörungen)

Während die meisten Kinder die Entwicklungsaufgabe „Schriftspracherwerb" mehr oder weniger problemlos meistern, haben zwischen sechs und acht Prozent eines Jahrgangs so große Schwierigkeiten mit dem Erlernen des Lesens und Schreibens, dass sie spezielle Unterstützungsmaßnahmen im schriftsprachlichen Anfangsunterricht benötigen. Aber auch im familiären System können wichtige Hilfestellungen angeboten werden.

> **Definition**
>
> *Unter Schriftspracherwerbsstörungen werden Lernschwierigkeiten verstanden, die sich durch Probleme beim Erwerb des synthetisierenden Lesens (= indirekte Lesestrategie) und/oder der automatisierten Worterkennung (= direkte Lesestrategie) sowie beeinträchtigter Rechtschreibung charakterisieren lassen. Sie können aus Defiziten in der ▸phonologischen Informationsverarbeitung infolge neurobiologischer Fehlentwicklungen resultieren und gehen oft mit Spracherwerbsstörungen einher. Die Lernstörung tritt unabhängig von kognitiven Fähigkeiten auf und ist nicht die Folge unangemessenen Unterrichts. Sie kann sich negativ auf das Leseverständnis, die kognitive, die sprachliche sowie die sozio-emotionale Entwicklung auswirken.*

Ähnlich wie die Definition, die diesem Ratgeber zugrunde liegt, macht auch die ICD 10, die Lese-Rechtschreibstörungen den umschriebenen Entwicklungsstörungen schulischer Fertigkeiten (F81) zuordnet, deutlich, dass „diese Störungen von Beeinträchtigungen der kognitiven Informationsverarbeitung herrühren, die großenteils auf einer biologischen Fehlfunktion beruhen" (Dilling et al. 2011, 270).

Demzufolge lassen sich bei Lese-Rechtschreibstörungen drei Ebenen unterscheiden.

Während die Ursachen im engeren Sinn in Fehlentwicklungen im neurobiologischen Bereich anzunehmen sind (Ebene 1), zeigt sich die Symptomatik an der Oberfläche durch Defizite im Bereich der Worterkennung (indirekte und direkte Lesestrategie) und des Wortschreibens (Ebene 3). In den frühen Stadien lassen sich betroffene Kinder beim Lesen dadurch charakterisieren, dass sie Schwierigkeiten haben, den Buchstaben die korrespondierenden Laute zuzuordnen und einzelne Laute zu Lautfolgen zu synthetisieren. Beim Schreiben fallen zunächst Probleme beim Erwerb des lautgetreuen Schreibens auf. Buchstaben werden ausgelassen, ersetzt oder hinzugefügt.

Im späteren Grundschulalter und in der Sekundarstufe entwickeln auch leseschwache Kinder üblicherweise ausreichende Fähigkeiten im Bereich der Lesegenauigkeit. Sie sind also durchaus in der Lage, die indirekte Lesestrategie erfolgreich anzuwenden. Jedoch fällt es vielen betroffenen Kindern schwer, das synthetisierende Lesen durch die direkte, automatisierte Worterkennung zu ergänzen, sodass das Lesen langsam und mühsam bleibt, eine Beeinträchtigung, die wiederum negative Auswirkungen auf die Sinnentnahme haben muss: Wenn ein Kind einen Großteil seiner kognitiven Ressourcen auf die Lesetechnik lenken muss, stehen eben kaum mehr Kapazitäten für die Sinnentnahme zur Verfügung.

Im Bereich des Rechtschreibens gelingt es betroffenen Kindern im Laufe der Grundschulzeit üblicherweise, das lautgetreue Schreiben von Wörtern zu erwerben. Zu den zentralen Charakteristika gehören Schreibweisen, die von der korrekten Orthografie abweichen. Von der ICD 10 wird hervorgehoben, dass die Schwierigkeiten mit der Rechtschreibung in der späteren Kindheit üblicherweise größer sind als die beim Lesen: „Mit Lesestörungen gehen häufig Rechtschreibstörungen einher. Diese persistieren oft bis in die Adoleszenz, auch wenn im Lesen einige Fortschritte gemacht werden" (Dilling et al. 2011, 274).

Die Verbindung zwischen der ersten und der dritten Ebene, die insbesondere für die Früherkennung und die Prävention von Schriftspracherwerbsstörungen bedeutsam ist, ist die in der Definition genannte phonologische Informationsverarbeitung und der Sprachentwicklungsstand (Ebene 2). Diese Ebene stellt eine Art Bindeglied zwischen den Ursachen im eigentlichen Sinn und der Oberflächensymptomatik dar. Ihre Bedeutung resultiert aus der Tatsache, dass mögliche Schwierigkeiten in diesem Bereich bereits vor dem Beginn des Schriftspracherwerbs in der Primarstufe überprüft und gegebenenfalls gefördert werden können. Eine Prävention von Schriftspracherwerbsstörungen kann also bereits frühzeitig einsetzen und es muss nicht abgewartet werden, bis ein Kind durch massive Schwierigkeiten beim Lesen und Schreiben auffällt.

Der vorliegende Ratgeber konzentriert sich im Folgenden auf die Ebene der Oberflächensymptomatik und die Risikofaktoren im Bereich der (meta-)sprachlichen Fähigkeiten sowie der phonologischen Informationsverarbeitung. Neben einer begrifflichen Klärung soll deutlich werden, warum entsprechende Beeinträchtigungen zu Problemen beim Lesen- und Schreibenlernen führen können.

Risikofaktoren für die Ausbildung einer Lese-Rechtschreibstörung

Ursachen von Lese-Rechtschreibstörungen

In der Erforschung der Lese-Rechtschreibstörung herrscht weitgehend Konsens, dass
- psychische Auffälligkeiten
- emotionale Belastungssituationen
- „falsche Erziehung"
- geringe Motivation
- mangelnde Anstrengungsbereitschaft
- zu wenig Übung
- schlechter Unterricht
- sozioökonomische Benachteiligungen

das Auftreten einer Lese-Rechtschreibstörung begünstigen oder das Ausmaß der Problematik verstärken können, nicht aber die Ursache im eigentlichen Sinn darstellen. Wie in den Definitionen (s. Kap. *Schriftspracherwerbsstörungen*) bereits angeklungen ist, sind die Ursachen von Schriftspracherwerbsstörungen in neurobiologischen Abnormitäten infolge nicht-adäquater Hirnreifungsprozesse zu suchen, die wiederum der genetischen Steuerung unterliegen. Für eine genetische Komponente der Lese-Rechtschreibstörung spricht neben den Ergebnissen molekulargenetischer Untersuchungen insbesondere das familiär gehäufte Auftreten von Problemen beim Schriftspracherwerb. Demnach lassen sich bei Geschwistern von lese-rechtschreibschwachen Kindern etwa sieben- bis achtmal so häufig vergleichbare Probleme nachweisen wie bei Kindern aus nicht betroffenen Familien (Grimm 2011, Schulte-Körne et al. 1996).

Da die Ursachen der Lese-Rechtschreibstörung im neurobiologischen Bereich für pädagogische Handlungsfelder nur von untergeordneter Bedeutung sind, werden sie an dieser Stelle nicht weiter thematisiert.

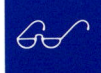

Zum Weiterlesen:
- Schulte-Körne, G. (2011): Lese- und Rechtschreibstörung im Schulalter. Neuropsychologische Aspekte. Zeitschrift für Psychiatrie, Psychologie und Psychotherapie 59, 47–55.
- Rüsseler, J. (2006): Neurobiologische Grundlagen der Lese-Rechtschreib-Schwäche. Implikationen für Diagnostik und Therapie. Zeitschrift für Neuropsychologie 17, 101–111.
- Linkersdörfer, J. (2011): Neurokognitive Korrelate der Dyslexie. Kindheit und Entwicklung 20, 4–12.

Spracherwerbsstörungen als Risikofaktor für die Ausbildung von Schriftspracherwerbsstörungen

Etwa vier bis sieben Prozent aller Kinder haben Schwierigkeiten bei der Aneignung des linguistischen Regelsystems ihrer Muttersprache. Es handelt sich dabei um die Problematik einer Spezifischen Spracherwerbsstörung, d. h. einer komplexen Beeinträchtigung des Spracherwerbs und der Sprachverarbeitung, für die keine offensichtlichen Primärbeeinträchtigungen verantwortlich gemacht werden können, die Art und Ausmaß der Störung erklären könnten (Kannengieser 2014). Die Schwierigkeiten betroffener Kinder werden dabei häufig auf den Ebenen der Phonologie (Aussprache), der ▸Semantik und des Lexikons (Wortschatz), der Grammatik sowie der Pragmatik offensichtlich.

Catts et al. (2002) kommen zu dem Ergebnis, dass bei spracherwerbsgestörten Vorschulkindern das Risiko, Schwierigkeiten beim Lesen und Schreibenlernen auszubilden, etwa sechs- bis achtmal so hoch liegt wie bei sprachlich unauffälligen Kindern. Bei 70 % leseschwacher Zweitklässler ließen sich bereits im Vorschulalter sprachliche Defizite identifizieren (Catts et al. 1999). Besonders gefährdet sind Kinder mit Problemen bei der Aneignung des sprachlichen Regelsystems, während bei Kindern mit isolierten Sprechstörungen (Sigmatismen, Redeflussstörungen) kein erhöhtes Risiko für die Ausbildung einer Lese-Rechtschreibstörung vorliegt.

Es kann angenommen werden, dass die typischen Schwierigkeiten spracherwerbsgestörter Kinder mit der Wahrnehmung, Identifizierung, Unterscheidung sowie dem bewussten Umgang mit den kleinsten Einheiten der Lautsprache zu Problemen mit dem Erwerb der alphabetischen Strategie führen (s. Kap. *Die phonologische Bewusstheit*). Da sich die lautsprachlichen Beeinträchtigungen betroffener Kinder im Bereich des Wortschatzes und der Grammatik aber oftmals nicht nur in der produktiven, sondern auch in der rezeptiven Modalität (Sprachverständnis) zeigen, entwickeln sie neben den Schwierigkeiten beim Erlernen der Lesetechnik üblicherweise auch Schwierigkeiten mit dem Leseverständnis. Wörter und grammatische Strukturen, die in der lautsprachlichen Kommunikation nicht verstanden werden können, können auch beim Lesen nicht angemessen verarbeitet werden. Dabei dürften die Schwierigkeiten in der schriftsprachlichen Modalität üblicherweise noch gravierender ausfallen als in der lautsprachlichen Kommunikation, da nonverbale Informationsträger, wie Gestik, Mimik, sowie der räumliche und situative Kontext beim Lesen von Texten nicht zur Bedeutungsentnahme genutzt werden können. Hinzu kommt, dass die semantisch-lexikalische und grammatische Komplexität in gedruckten Texten meist anspruchsvoller ist als in der mündlichen Kommunikation.

Spracherwerbsgestörte Kinder laufen aufgrund ihrer Schwierigkeiten, kleinste bedeutungsunterscheidende Einheiten der Lautsprache wahrzunehmen und zu verarbeiten, Gefahr, Probleme mit der Lesefertigkeit zu entwickeln. Aufgrund ihrer Sprachverständnisschwierigkeiten entwickeln sie häufig Probleme mit dem Leseverständnis auf Satz- und Textebene.

Das Konstrukt der phonologischen Informationsverarbeitung

Alphabetische Schriftarten bilden mit ihren kleinsten bedeutungsunterscheidenden Einheiten, den Buchstaben, die kleinsten bedeutungsunterscheidenden Einheiten der Lautsprache, die ▸Phoneme, ab. Um die Buchstaben-Laut-Korrespondenzen verstehen zu können und um das synthetisierende Lesen und das lautgetreue Schreiben zu erlernen, ist es deshalb von Vorteil, wenn sich Lese- und Schreibanfänger des Aufbaus der Sprache aus Lauten bewusst sind, wenn sie diese Einheiten wahrnehmen und mit ihnen umgehen, wenn sie diese speichern und verarbeiten und wenn sie entsprechende Einträge im Langzeitgedächtnis schnell und automatisiert aktivieren können. Diese Fähigkeiten werden in der Wissenschaft unter dem Konstrukt der phonologischen Informationsverarbeitung zusammengefasst, die üblicherweise in die Teilkomponenten phonologische Bewusstheit, sprachliches Arbeitsgedächtnis und ▸Benennungsgeschwindigkeit unterteilt wird (Wagner und Torgesen 1987, Abb. 5). Die beiden Fähigkeiten, die am engsten mit dem Schriftspracherwerb in Beziehung stehen, sind die phonologische Bewusstheit und die Benennungsgeschwindigkeit. Deshalb konzentriert sich der vorliegende Ratgeber im Folgenden auf diese beiden Funktionen.

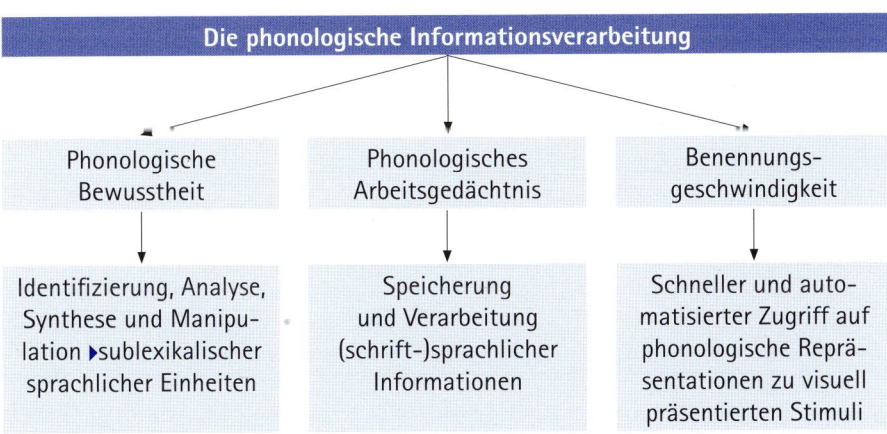

Abb. 5: Die phonologische Informationsverarbeitung

Die phonologische Bewusstheit

Die phonologische Bewusstheit ist eine komplexe lautsprachlich-kognitive Fähigkeit, deren Entwicklung etwa im Alter von drei Jahren beginnt, ihren Abschluss aber erst im späten Kindesalter erreicht.

Vereinfacht ausgedrückt verfügt ein Kind über phonologische Bewusstheit, wenn es in der Lage ist, seine Aufmerksamkeit von der Bedeutung der Sprache zu lösen und sich bewusst dem Klang der Sprache zuzuwenden. Ist dies nicht möglich, werden beispielsweise Fragen nach der Wortlänge oder dem Anfangslaut von Wörtern mit semantischen Überlegungen beantwortet (Abb. 6).

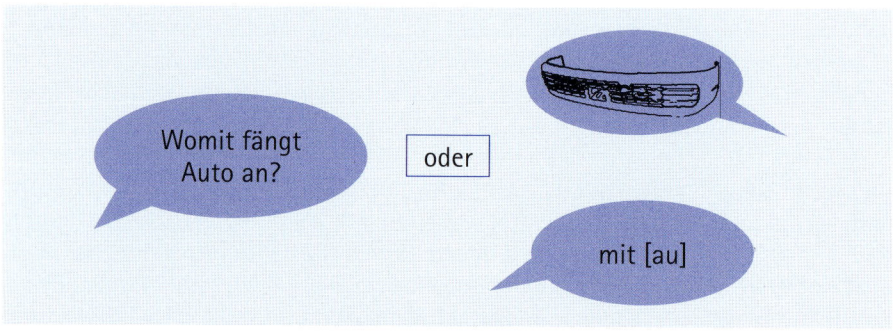

Abb. 6: Womit fängt Auto an?

Schnitzler (2008) verweist beispielsweise auf ein Experiment aus den 1960er Jahren, bei dem Kinder aufgefordert wurden zu beurteilen, welches Wort länger sei: Kuh oder Piepvögelchen. Kinder, die sich von der Semantik der Sprache noch nicht lösen können, beantworteten diese Frage üblicherweise mit Bezug zur Größe der Referenzobjekte: „Kuh ist länger als Piepvögelchen, weil die Kuh größer ist". Aber auch die Antwort „Piepvögelchen ist länger, weil das immer so lange ruft" macht deutlich, dass hier auf inhaltliches und nicht auf phonologisches Wissen zurückgegriffen wurde.

Definition

Unter der phonologischen Bewusstheit versteht man die lautsprachliche Fähigkeit, Silben, Reime und Laute – also sprachliche Einheiten unterhalb der Wortebene – identifizieren, synthetisieren, segmentieren und verändern zu können.

Typische Aufgabenstellungen zur Überprüfung der phonologischen Bewusstheit finden sich in Tabelle 2.

Tab. 2: Typische Aufgabenstellungen zur Erfassung der phonologischen Bewusstheit

1.	Reimerkennung 1	„Du hörst jetzt zwei Wörter; wenn sich die beiden Wörter gleich anhören, dann sagst Du ‚ja', wenn sie sich nicht gleich anhören, sagst Du ‚nein'. Baum – Traum." (Jansen et al. 2002)
2.	Reimerkennung 2	„Ich sage Dir jetzt vier Wörter. Ein Wort passt nicht dazu, weil es ganz anders klingt als die anderen drei Wörter. Du sollst das Wort herausfinden, das nicht zu den anderen passt. Feld, Geld, Pudel, Welt."
3.	Reimproduktion	„Welches Wort reimt sich auf ‚Tisch'?"
4.	Silbensynthese	„Kannst Du den Roboter verstehen? Welches Wort meint er wohl? /re/ /gen/ /bo/ /gen/"
5.	Silbensegmentation	„Klatsche das Wort ‚Tennisball'. Aus wie vielen Silben besteht das Wort?"
6.	Silbenelision	„Welches Wort hörst Du, wenn Du bei ‚Handschuh' ‚Hand' (bei ‚Regenbogen' das ‚re´) weglässt?"
7.	Laut-zu-Wort-Aufgabe	„Hörst Du ein /i/ in Igel?" (Jansen et al. 2002)
8.	Anlautkategorisierung	„Jetzt sollst Du herausfinden, welche Wörter am Anfang gleich klingen. Ameise, Igel, Aal."
9.	Anlautidentifizierung (analog Auslautidentifizierung)	„Jetzt sollst Du herausfinden, mit welchem Laut die Wörter anfangen. Ich zeige Dir ein Bild und sage das Wort. Du überlegst Dir, wie das Wort beginnt." (Hartmann und Dolenc 2005)
10.	Phonemsegmentation	„Welche Laute hörst Du in ‚Ball'?" „Wie viele Laute hörst du in ‚Sofa'?"
11.	Phonemsynthese	„Der Roboter spricht heute besonders komisch. Welches Wort meint er wohl? /s/-/o/-/f/-/a/"
12.	Phonemelision	„Welches Wort ergibt sich, wenn Du bei ‚reisen' das /r/ weglässt?"
13.	Phoneme hinzufügen	„Welches Wort hörst Du, wenn Du bei ‚Eis' ein /r/ dazutust?"
14.	Lautersetzung	„Ersetze bei ‚Ananas' alle /a/ durch ein /i/."

Die zwei Teilkompetenzen, die am engsten mit dem Lesen- und Schreibenlernen assoziiert sind, sind die ▸Phonemsynthese und die ▸Phonemsegmentation (vgl. Aufgabe 10 und 11 in Tab. 2), also die Fähigkeit, einzelne Laute koartikulatorisch zu einem Wort zu verschmelzen bzw. ein Wort in seine Einzellaute zu zerlegen. Macht man sich klar, wie Kinder bei der indirekten Lesestrategie und dem lautgetreuen Schreiben von Wörtern in der alphabetischen Phase vorgehen, wird dieser Zusammenhang deutlich. Bei der Anwendung der indirekten Lesestrategie wandelt das Kind auf der Grundlage der gelernten Graphem-Phonem-Korrespondenzen jeden einzelnen Buchstaben eines Worts in den entsprechenden Laut um und synthetisiert sie zu einer Lautfolge, zu einem Wort. Während die Fähigkeit, Einzellaute zu größeren Einheiten zu synthetisieren, bei Überprüfungen der phonologischen Bewusstheit ohne Einsatz schriftsprachlichen Materials ausschließlich in der lautsprachlichen Modalität erfasst wird, müssen Kinder diese Fähigkeit zu Beginn des Schriftspracherwerbs unter Einbezug schriftsprachlichen Materials (Umwandlung der Buchstaben in Laute) anwenden. Analog spielt die Fähigkeit zur Phonemsegmentation beim Erlernen des phonologischen Prinzips als Grundstrategie des Schreibens eine zentrale Rolle. Wörter, deren Schreibweisen noch nicht im Langzeitgedächtnis abgespeichert sind, zu denen also noch kein wortspezifisches orthografisches Wissen zur Verfügung steht, werden geschrieben, indem sie in ihre Einzellaute segmentiert, die einzelnen Laute isoliert und identifiziert sowie in die entsprechenden Buchstaben umgewandelt werden. Damit wenden Kinder beim Schreiben die Fähigkeit zur Phonemsegmentation unter Einbezug schriftsprachlichen Materials (Umwandlung der Laute in Buchstaben) an. Damit handelt es sich bei diesen beiden Komponenten der phonologischen Bewusstheit um metasprachliche Fähigkeiten, die bei der Umwandlung gedruckter Wörter in ihre phonologischen Äquivalenzen bzw. bei der Umwandlung von Laut- in Schriftsprache zum Einsatz kommen.

Die phonologische Bewusstheit hat entsprechend v. a. einen Einfluss auf den Erwerb der alphabetischen Strategie. Langfristig lassen sich aber auch Auswirkungen dieser Funktion auf das Erlernen der korrekten Orthografie nachweisen, während der Zusammenhang mit dem Lesen im Laufe der Grundschulzeit abnimmt. Insbesondere was das Leseverständnis angeht, spielen mit zunehmendem Alter der Umfang des Wortschatzes und die Fähigkeit, grammatisch komplexe Äußerungen verstehen zu können, eine wichtigere Rolle, was die Erklärung individueller Leistungsunterschiede angeht.

Wie bereits erwähnt, handelt es sich bei der phonologischen Bewusstheit um ein komplexes Konstrukt, dessen Teilkomponenten sich nicht nach einem „Alles oder Nichts-Prinzip" entwickeln. Kinder, die am Ende des Vorschulalters noch nicht über eine Bewusstheit für die kleinsten Einheiten der Lautsprache verfügen, die also noch nicht in der Lage sind, Laute zu identifizieren, Laute zu Wörtern zu synthetisieren und Wörter in Laute zu segmentieren, sind in ihrer schriftsprachlichen Entwicklung nicht zwangsläufig gefährdet. Besondere Beobachtung verdienen die Kinder, denen es zu Beginn der ersten Klasse noch nicht gelingt, Reime zu erkennen und Wörter in Silben zu segmentieren bzw. Silben zu Wörtern zu synthetisieren. Als Risikokinder müssen insbesondere die Kinder klassifiziert werden, denen es in den ersten Schulwochen trotz der intensiven Auseinandersetzung mit Buchstaben und Lauten nicht gelingt, sich auf die Lautebene einzulassen, die also Schwierigkeiten mit der Identifizierung einzelner Laute, der Phonemsynthese und der Phonemsegmentation haben.

Kinder, die in der Auseinandersetzung mit dem alphabetischen Prinzip der Schriftsprache zu Beginn der ersten Klasse nicht schnell die Fähigkeit entwickeln, Laute in Wörtern zu identifizieren, Laute zu Wörtern zu synthetisieren und Wörter in Einzellaute zu segmentieren, laufen Gefahr, langfristige Lese-Rechtschreibschwierigkeiten zu entwickeln.

Während die phonologische Bewusstheit also primär die ersten Schritte beim Lesen- und Schreibenlernen beeinflusst, kristallisiert sich in der wissenschaftlichen Erforschung von Schriftspracherwerbsstörungen in den letzten Jahren immer deutlicher heraus, dass automatisierte Leseprozesse v. a. mit der Benennungsgeschwindigkeit im Zusammenhang stehen.

Die Benennungsgeschwindigkeit

Wie bei der phonologischen Bewusstheit handelt es sich auch bei der Benennungsgeschwindigkeit um eine lautsprachlich-kognitive Fähigkeit, die nicht mit der Wortlesegeschwindigkeit verwechselt werden darf. Vielmehr versteht man darunter die Fähigkeit, eine Folge gleichzeitig sichtbarer visueller Reize (z. B. Farben oder Buchstaben) möglichst schnell zu benennen.

Definition

Die Benennungsgeschwindigkeit meint die Fähigkeit, eine Abfolge gleichzeitig sichtbarer vertrauter Bilder oder Symbole möglichst schnell zu identifizieren, die entsprechenden verbalen Repräsentationen im mentalen Lexikon zu aktivieren, einen artikulatorisch-motorischen Plan zu entwerfen und das entsprechende Wort (oder den entsprechenden Laut) schließlich zu artikulieren.

Bei der Benennungsgeschwindigkeit handelt es sich um ein komplexes Konstrukt, dessen theoretische Zusammenhänge mit dem Schriftspracherwerb, insbesondere mit automatisierten Leseprozessen, nach wie vor nicht genau geklärt sind. Hypothetisch könnte die Benennungsgeschwindigkeit ein Teil der phonologischen Informationsverarbeitung sein. Ein entsprechendes Defizit würde damit als Ausdruck einer beeinträchtigten Zugriffsgeschwindigkeit auf phonologische Repräsentationen im Langzeitgedächtnis interpretiert. Alternative Hypothesen erklären den Zusammenhang über die automatisierte Verarbeitung orthografischer Informationen, ein allgemeines Automatisierungsdefizit oder eine generell verlangsamte Verarbeitungsgeschwindigkeit (Klicpera et al. 2013). Ungeachtet unterschiedlicher theoretischer Erklärungsansätze herrscht in der wissenschaftlichen Forschung weitgehend Konsens, dass sich leseschwache Kinder als Gruppe betrachtet durch unterdurchschnittliche Leistungen im Bereich der Schnellbenennung charakterisieren lassen. Dabei ist der Einfluss auf den Schriftspracherwerb insbesondere in Ländern mit regelmäßigen Buchstaben-Laut-Korrespondenzen demjenigen der phonologischen Bewusstheit vergleichbar.

Die Benennungsgeschwindigkeit kann von Lehrkräften und Therapeuten schnell und einfach überprüft werden. Zum Einsatz kommen dabei die sogenannten „RAN Tests" (RAN = rapid automatised naming).

Dabei wird dem Kind pro Subtest eine Karte mit fünf unterschiedlichen Symbolen aus einer Kategorie vorgelegt, die jeweils zehnmal wiederholt werden, sodass pro Subtest 50 Items, die alle gleichzeitig sichtbar sind, in der Leserichtung von links nach rechts, sowie von oben nach unten benannt werden müssen (Abb. 7). Die dabei eingesetzten visuellen Stimuli entstammen den Kategorien Buchstaben, Zahlen, Farben oder einfachen Objekten.

Die Benennungsgeschwindigkeit überprüft nicht die Kenntnis der Bilder oder Symbole, sondern stellt ein Maß dafür dar, wie schnell es dem Kind gelingt, das gespeicherte Wort zu einem bekannten visuellen Stimulus zu artikulieren. Deshalb kommen bei der Überprüfung der Benennungsgeschwindigkeit ausschließlich Subtests mit solchen Items zum Einsatz, die der Zielgruppe üblicherweise vertraut sind. Im deutschsprachigen Raum reduziert sich die Überprüfung der Benennungsgeschwindigkeit im Vorschulalter also auf die Kategorien Farben und Objekte. Erst im Schulalter kann die Benennungsgeschwindigkeit mit den prognostisch wertvolleren alphanumerischen Symbolen (Buchstaben und Zahlen) erfasst werden. Eine normierte Überprüfung der Benennungsgeschwindigkeit ist im deutschsprachigen Raum mithilfe des TEPHOBE (Mayer 2013a, s. Kap. *TEPHOBE*) möglich.

Hypothetisch kann der Zusammenhang mit dem Schriftspracherwerb folgendermaßen interpretiert werden: Die Überprüfungen der Benennungsgeschwindigkeit

RAN Zahlen				
1. Übungsreihe				
6	4	8	2	5
2. Übungsreihe				
4	8	6	5	2
Testreihen (ab hier Zeitnahme)				
5	6	4	8	2
6	2	8	4	5
2	8	6	5	4
8	4	5	6	2
4	5	8	2	6
5	8	6	2	4
2	5	6	8	4
8	4	2	6	5
4	8	6	5	2
5	6	8	2	4

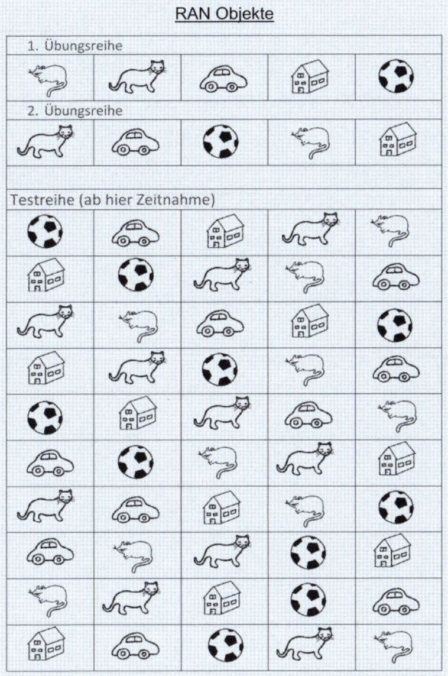

Abb. 7: RAN-Tests (Mayer 2013a)

zeigen an, wie schnell und automatisiert es einem Kind gelingt, die Namen (z. B. Laute) zu visuellen Symbolen (z. B. Buchstaben) zu aktivieren. Hat ein Kind bei dieser Aufgabenstellung Probleme, ist für den Leseprozess anzunehmen, dass die einzelnen Buchstaben eines Wortes beim synthetisierenden Lesen auch nicht schnell und automatisiert genug verarbeitet werden, sodass der Leseprozess mühsam und verlangsamt abläuft, das Arbeitsgedächtnis über Gebühr beansprucht wird und eine Perfektionierung dieser Fähigkeit nur unter erschwerten Bedingungen möglich ist. Zum anderen dürften in so einem Fall die einzelnen Buchstaben eines Wortes in so großer zeitlicher Distanz verarbeitet werden, dass es den Kindern kaum gelingt, häufig vorkommende Buchstabenfolgen (z. B. <iege>) als wiederkehrende orthografische Muster zu erkennen, abzuspeichern und mit der entsprechenden Phonologie zu verknüpfen (Bowers et al. 1994). Damit wäre bei betroffenen Kindern insbesondere die Ausbildung der direkten, automatisierten Worterkennung (orthografische Strategie, s. Kap. *Lesen- und Schreibenlernen ist ein Entwicklungsprozess*) erschwert.

Kinder mit einem Defizit in der Benennungsgeschwindigkeit laufen Gefahr, Schwierigkeiten mit dem Schriftspracherwerb zu entwickeln. Sie haben häufig besondere Probleme mit der Ausbildung der direkten, automatisierten Worterkennung.

Nachdem nun deutlich geworden sein sollte, welche (meta-)sprachlich-kognitiven Beeinträchtigungen ein Risiko für die Ausbildung von Schriftspracherwerbsstörungen darstellen, werden im folgenden Abschnitt zum einen Verfahren vorgestellt, mit denen entsprechende Beeinträchtigungen frühzeitig erfasst werden können. Zum anderen sollen diagnostische Instrumente beschrieben und analysiert werden, die die Lese-Rechtschreibkompetenzen im eigentlichen Sinn überprüfen. Dabei liegt der Schwerpunkt auf Verfahren, die einfach zu erlernen sind, das Kriterium der Ökonomie erfüllen und somit insbesondere auch in inklusiven Kontexten eingesetzt werden können.

Früherkennung und Diagnostik

Der folgende Abschnitt gliedert sich in zwei Teile. Das Kapitel *Früherkennung von Risikokindern* benennt Auffälligkeiten von Kindern, die bereits im Vorschulalter auf einen möglicherweise problematischen Schriftspracherwerb hinweisen können. Es beschreibt Verfahren, mit denen am Ende der Vorschulzeit und zu Beginn der ersten Klasse Risikokinder für die Ausbildung von Lese-Rechtschreibschwierigkeiten identifiziert werden können. Dabei liegt der Schwerpunkt auf den in Kapitel *Risikofaktoren für die Ausbildung einer Lese-Rechtschreibstörung* beschriebenen, empirisch belegten Risikofaktoren aus dem Bereich der phonologischen Informationsverarbeitung. Im Kapitel *Diagnostik schriftsprachlicher Kompetenzen* werden Verfahren vorgestellt, die in einfacher und ökonomischer Weise schriftsprachliche Kompetenzen im eigentlichen Sinn (Lesegenauigkeit, Lesegeschwindigkeit, Leseverständnis und Rechtschreibung) überprüfen. Dafür wurden ausschließlich Instrumente ausgewählt, die auch von testdiagnostisch weniger geschulten Kräften durchgeführt, ausgewertet und interpretiert werden können und deshalb für inklusive Settings besonders geeignet erscheinen.

Früherkennung von Risikokindern

Hinweise für Eltern und Erzieherinnen

Folgende Verhaltensweisen ihrer Kinder liefern Eltern und Erzieherinnen bereits im Vorschulalter Hinweise auf mögliche zukünftige Probleme mit dem Lesen- und Schreibenlernen. Um einen voreiligen Aktionismus und unnötige Sorgen zu vermeiden, sei aber darauf hingewiesen, dass ein Risiko erst bei Vorliegen mehrerer Risikoverhaltensweisen gegeben ist und dass mit der folgenden Aufstellung keinerlei zwingende Kausalität verbunden ist.

Fallen Kinder in mehreren der im Folgenden genannten Bereiche auf, können sowohl Eltern als auch Erzieherinnen präventiv unterstützend wirksam werden, indem insbesondere die Maßnahmen aus den Kapiteln *Literacy-Aktivitäten als präventive Maßnahmen im Vorschulalter und in Eingangsklassen* und *Übungen zum Aufbau einer impliziten phonologischen Bewusstheit auf Reim- und Silbenebene* umgesetzt werden.

Mögliche Anzeichen einer drohenden Schriftspracherwerbsproblematik im späten Vorschulalter (ab. ca. 5 Jahren):

Das Kind
- hat Schwierigkeiten beim Erwerb des muttersprachlichen Lautsystems. Es hat z. B. Schwierigkeiten, bestimmte Lautverbindungen auszusprechen oder vereinfacht die Aussprache von Wörtern (z. B. „mate" statt „Tomate", „nane" statt „Banane"),
- kennt die Bedeutung vieler häufig vorkommender Wörter nicht,
- verwendet insbesondere mehrsilbige Wörter in „verstümmelter" Form (z. B. „Tokolomive" statt „Lokomotive"),
- kann sich neue Wörter nicht gut merken,
- kann insbesondere mehrsilbige Wörter nicht gut nachsprechen,
- hat Schwierigkeiten, die Grammatik seiner Muttersprache korrekt anzuwenden; es verwendet häufig falsche Artikel und Pluralformen, es verwendet falsche Verbflexionen (z. B. „du gehe"), hat Schwierigkeiten mit der korrekten Wortstellung im Satz (z. B. „Heute ich gehe in Kindergarten.") etc.

In diesen Fällen sollte der Rat einer Sprachtherapeutin eingeholt werden.

Das Kind
- kann keine Reime erkennen oder produzieren,
- hat Schwierigkeiten, Wörter in Silben zu klatschen,
- kann sich altersangemessene Lieder, Verse und Gedichte nur schlecht merken,
- hat keinen Spaß an Sprach-, Klatsch- und Reimspielen,
- hat keine Lust an der Bilderbuchbetrachtung, seine Aufmerksamkeit lässt beim Vorlesen schnell nach,
- hat Schwierigkeiten, den Inhalt einer erzählten oder vorgelesenen Geschichte wiederzugeben,
- hat kein Interesse an Schrift, produziert keine „Kritzelbriefe".

TEPHOBE

TEPHOBE (Mayer 2013a) ist ein standardisierter Test zur Überprüfung der phonologischen Bewusstheit und der Benennungsgeschwindigkeit. Erfasst werden also die beiden Funktionen, die empirisch abgesichert zu den wichtigsten Prädiktoren für einen erfolgreichen Schriftspracherwerb zählen (vgl. Kap. *Die phonologische Bewusstheit* und *Die Benennungsgeschwindigkeit*). Das Verfahren ist normiert für die letzten drei Monate des letzten Kindergartenjahrs sowie die ersten drei Monate der ersten und zweiten Klasse und verfolgt das Ziel, Risikokinder für die Ausbildung von Schriftspracherwerbsstörungen frühzeitig zu identifizieren.

TEPHOBE ist einer von wenigen Tests im deutschsprachigen Raum, mit dessen Hilfe die phonologische Bewusstheit in Form eines Gruppentests erfasst werden kann, sodass der Zeitaufwand für die Früherkennung in einem vertretbaren Rahmen gehalten werden kann. Er ist deshalb für inklusive Settings besonders geeignet. Die Überprüfung der phonologischen Bewusstheit im Klassenverband nimmt etwa eine Unterrichtsstunde in Anspruch.

Die phonologische Bewusstheit wird mithilfe einer Bildauswahlaufgabe überprüft. Den Kindern wird eine Aufgabe präsentiert, die sie durch Ankreuzen der richtigen Bilder im Testheft lösen müssen. Ein Ausschnitt aus dem Subtest zur Anlautkategorisierung ist in Abbildung 8 dargestellt.

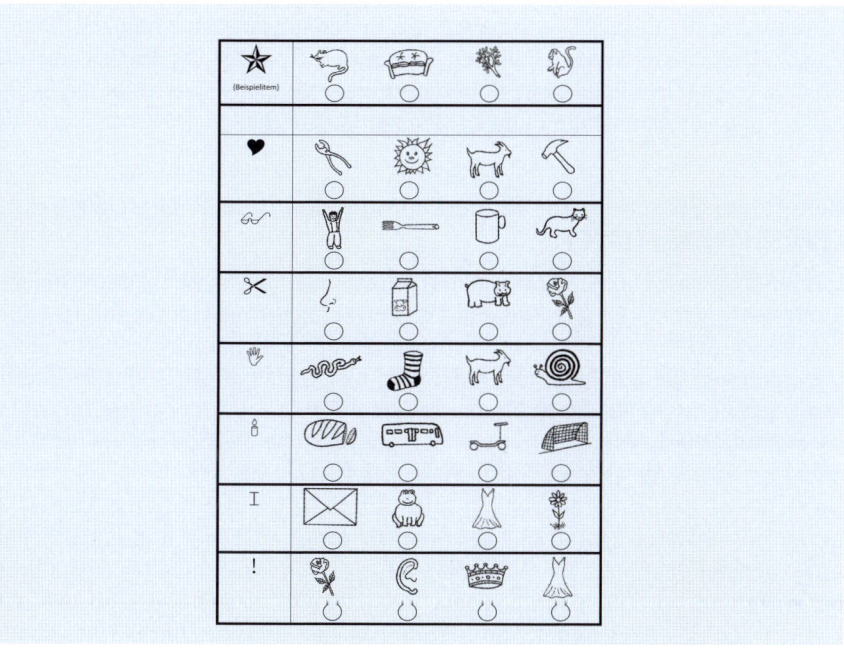

Abb. 8: Überprüfung der Anlautkategorisierung im TEPHOBE (Mayer 2013a): „Kreuze die beiden Bilder an, die am Anfang gleich klingen!"

Am Ende der Vorschulzeit und zu Beginn der ersten Klasse kommen bei der Überprüfung der phonologischen Bewusstheit beispielsweise folgende Subtests zum Einsatz:

- **Phonemsynthese**: Die Kinder müssen herausfinden, welches echte Wort sich ergibt, wenn isoliert präsentierte Laute synthetisiert werden (z. B. Präsentation [t] [ɪ] [ʃ]: Bilder: Tisch, Fisch, Schiff, Tasche).

- **Reimerkennung**: Die Kinder müssen aus vier Wörtern die beiden identifizieren, die sich reimen (z. B. Zielitems: Schlange, Zange; Ablenkerbilder: Zahn, Hammer).
- **Anlautkategorisierung**: Die Kinder müssen aus vier Bildern die beiden identifizieren, die im Anlaut übereinstimmen (z. B. zu identifizierender Anfangslaut: [ʃ] [Schlange, Schnecke]; Ablenkerbilder: Socken, Ziege), vgl. Abb. 8.

Bei der Überprüfung der Benennungsgeschwindigkeit, die zwangsläufig nur in der Einzelsituation möglich ist, aber einschließlich der Auswertung nicht mehr als zehn Minuten in Anspruch nimmt, kommen die bereits beschriebenen RAN-Tests zum Einsatz (vgl. Kap. *Die Benennungsgeschwindigkeit*, Abb. 7). Da im deutschsprachigen Raum am Ende der Vorschulzeit nicht von einer ausreichenden Buchstaben- und Zahlenkenntnis auszugehen ist, wird die Benennungsgeschwindigkeit Ende der Vorschulzeit ausschließlich mit den Kategorien Objekte und Farben überprüft. Ab dem ersten Schuljahr stehen auch normierte Vergleichswerte für die Schnellbenennung von Buchstaben und Zahlen zur Verfügung.

Bielefelder Screening zur Früherkennung von Lese-Rechtschreibschwierigkeiten (BISC)

Das BISC (Jansen et al. 2002) kann den Autoren zufolge ausschließlich im letzten Kindergartenjahr eingesetzt werden. Das Verfahren erfasst vier Leistungsbereiche, die als kritische Vorläuferfähigkeiten für den Schriftspracherwerb bewertet werden. Dazu gehören die drei Funktionen der phonologischen Informationsverarbeitung (die phonologische Bewusstheit, der schnelle Abruf aus dem Langzeitgedächtnis [Benennungsgeschwindigkeit] und das phonetische Rekodieren im Arbeitsgedächtnis) sowie die visuelle Aufmerksamkeitssteuerung.
Da sich eine explizite Bewusstheit auf Lautebene bei den meisten Kindern erst in der Auseinandersetzung mit der Schriftsprache ausbildet und entsprechende Aufgabenstellungen für eine Risikoklassifikation im Vorschulalter deshalb nicht geeignet sind, wird die phonologische Bewusstheit nur auf den sublexikalischen Ebenen der Silbe, des Reims und betonter Vokale erfasst. Zum Einsatz kommen eine Reimaufgabe, bei der die Kinder beurteilen müssen, ob sich zwei vorgesprochene Wörter reimen (s. Aufgabe 1 in Tab. 2), das Segmentieren von Wörtern in Sprechsilben („Silbenklatschen", s. Aufgabe 5 in Tab. 2), die Fähigkeit, ein in zwei Teile segmentiertes Wort (z. B. /b /– /uch/) zu verstehen und eine Laut-zu-Wort-Aufgabe, bei der die Kinder entscheiden müssen, ob ein vorgegebener Laut in einem lautsprachlich präsentierten Wort vorkommt (s. Aufgabe 7 in Tab. 2: „Hörst du ein ‚ei' in Oma?" „Hörst du ein ‚i' in Igel?").
Das „phonetische Rekodieren im Kurzzeitgedächtnis" wird durch das Nachsprechen von vier- bis sechssilbigen ▸Pseudowörtern getestet. Für den schnellen Abruf von Informationen aus dem Langzeitgedächtnis (Benennungsgeschwindigkeit) wurden

für das BISC zwei Aufgaben konstruiert. Die Kinder müssen zum einen die Farben von schwarz-weiß gezeichneten Obst- und Gemüsesorten sowie die „echten" Farben von falsch angemalten Objekten benennen.

Die visuelle Aufmerksamkeitssteuerung überprüft das BISC mit einer „Wort-Vergleich-Suchaufgabe", bei der die Kinder ein „Buchstabenbild" aus vier Buchstaben (z. B. „Nerz") mit vier gleichzeitig sichtbaren Alternativen, die zu 25 % („Ganz"), 50 % („Neun"), 75 % („Herz") oder 100 % mit dem Ausgangswort übereinstimmen, vergleichen und die identische Buchstabenfolge identifizieren müssen.

Um die Leistungen eines Kindes einordnen zu können, werden die Ergebnisse aus den einzelnen Subtests nach verschiedenen Richtlinien in einen Rohwert umgerechnet. Bei Unterschreiten eines bestimmten Rohwerts wird ein Risikopunkt vergeben. Bei mehr als drei Risikopunkten handelt es sich um ein „Risikokind" für die Ausbildung von Schriftspracherwerbsstörungen.

Weitere hier nicht näher beschriebene Verfahren zur Überprüfung der phonologischen Informationsverarbeitung:

- Der Rundgang durch Hörhausen. Diagnose und Förderung im Schriftspracherwerb, Band 1 (Martschinke et al. 2001)
- Olli, der Ohrendetektiv (Hartmann und Dolenc 2005)
- Basiskompetenzen für Lese-Rechtschreibleistungen (BAKO 1-4, Stock et al. 2003)
- Münsteraner Screening zur Früherkennung von Lese-Rechtschreibstörungen (MÜSC, Mannhaupt 2006a)
- Test für Phonologische Bewusstheitsfähigkeiten (TPB, Fricke und Schäfer 2011)

Diagnostik schriftsprachlicher Kompetenzen

Salzburger Lese- und Rechtschreibtest II (SLRT II)

Der SLRT II - eine Weiterentwicklung des Salzburger Lese- und Rechtschreibtests (Moll und Landerl 2010) - ist ein ökonomisches, zuverlässiges und valides Verfahren zur differenzierten Erfassung der Lese-Rechtschreibkompetenzen. Er überprüft sowohl die Fähigkeiten im Bereich der indirekten und der direkten Lesestrategie als auch die Rechtschreibleistung von Kindern im Grundschulalter. Damit erfasst er mit Ausnahme des Leseverständnisses alle wesentlichen schriftsprachlichen Teilkompetenzen, sodass eine Ableitung individueller Förderziele insbesondere für die Kinder möglich wird, die im Schriftspracherwerb bereits auffällig geworden sind. Der SLRT II besteht aus zwei „Ein-Minuten-Leseflüssigkeitstests" und einer Gruppenüberprüfung der Rechtschreibung. Der Lesetest umfasst eine Liste mit Pseudowörtern und eine mit echten Wörtern, um sowohl Schwierigkeiten im Bereich der indirekten Lesestrategie als auch in der automatisierten Worterkennung identifizieren zu können. Der Rechtschreibtest beinhaltet ein Wortdiktat, das in der zweiten Klasse aus 24 und in der dritten und vierten Klasse aus 48 Wörtern besteht.

Da der Lesetest das laute Lesen überprüft, können die beiden Leseflüssigkeitstests ausschließlich in der Einzelsituation durchgeführt werden. Für jede Liste haben die Kinder eine Minute Zeit. Für die Auswertung und Interpretation beider Lesetests stellt die Anzahl richtig gelesener Wörter in einer Minute das zentrale Maß dar. Dieser Wert für die Lesegeschwindigkeit kann für die einzelnen Klassenstufen in Prozentränge umkodiert werden. Für die Beurteilung der Lesegenauigkeit (Anzahl an Lesefehlern) schlagen die Autoren die Berechnung eines Fehlerprozentwertes (Anzahl an Lesefehlern/Gesamtzahl gelesener Wörter) vor, der mit den durchschnittlichen Fehlerprozentwerten der einzelnen Klassenstufen aus der Normierungsstichprobe verglichen werden kann.

Im Bereich der Rechtschreibung differenziert das Verfahren zwischen „nicht lautgetreuen Schreibweisen" und „orthografisch fehlerhaften Schreibweisen". Für nicht-lautgetreue Schreibweisen (z. B. *kimt statt „Kind") werden kritische Werte zur Verfügung gestellt, deren Überschreiten einem Prozentrang < 10 entsprechen. Die Gesamtfehlerzahl (nicht-lautgetreue Schreibweisen und Verstöße gegen orthografische Besonderheiten) kann für die einzelnen Klassenstufen in Prozentränge umgerechnet werden.

Die Durchführung der beiden „Ein-Minuten-Leseflüssigkeitstests" nimmt inkl. Instruktion etwa fünf Minuten in Anspruch. Für die Auswertung sind max. weitere fünf Minuten anzusetzen. Die Durchführung des Rechtschreibtests dauert als Klassenüberprüfung etwa 30 Minuten, die Auswertung ist in fünf Minuten möglich.

ELFE 1–6

Ergänzend zur Überprüfung der Worterkennung und des Wortschreibens sollte eine umfassende Diagnostik bei (drohenden) Lese-Rechtschreibschwierigkeiten auch das Leseverständnis erfassen. Dafür bietet sich in inklusiven Handlungsfeldern ELFE 1–6 (Lenhard und Schneider 2007) an, da er als Gruppentest mit einer Gesamtdauer von max. einer Unterrichtsstunde gut mit der ganzen Klasse durchgeführt werden kann.

ELFE 1–6 testet das Leseverständnis in drei Subtests, die das Wort-, Satz- und Textverständnis getrennt voneinander beurteilen.

Da die Bearbeitung der drei Subtests mit drei bis sieben Minuten zeitlich beschränkt ist, wird neben dem Leseverständnis auch die Lesegeschwindigkeit erfasst. Gesicherte Normen liegen jeweils für die letzten beiden Monate und von der zweiten bis zur sechsten Klasse auch für die Mitte eines jeden Schuljahres vor.

Die Überprüfung des Wortverständnisses erfolgt, indem zu einem Bild aus vier Wortalternativen das richtige unterstrichen werden muss. Die Items dieses Subtests, für dessen Durchführung die Kinder drei Minuten zur Verfügung haben, bestehen

aus ein- bis viersilbigen Wörtern. Die drei Ablenker haben jeweils dieselbe Silbenzahl wie das Zielwort und sind ihm in den meisten Fällen auch in orthografischer Hinsicht sehr ähnlich (z. B. Zielitem: Einkaufswagen, Ablenker: Einsatzwagen, Einkaufsladen, Einkaufskörbe).
Das Satzverständnis (Bearbeitungszeit: 3 Minuten) wird erfasst, indem den Kindern ein Satz präsentiert wird, in dem ein Wort fehlt. Dieses muss aus fünf Auswahlalternativen ergänzt werden. Die verschiedenen Möglichkeiten gehören jeweils derselben Wortart an und sind sich sowohl in orthografischer als auch phonologischer Hinsicht ähnlich (z. B. Zielwort: „aus der"; Ablenker: auf dem, in dem, aus dem, im).
Die Überprüfung des Textverständnisses (Bearbeitungszeit: 13 Minuten) beinhaltet 13 kleine Geschichten, zu deren Inhalt insgesamt 20 Fragen im multiple-choice Format beantwortet werden müssen. Diese sind so formuliert, dass unterschiedliche Niveaustufen des Textverständnisses erfasst werden können. Auf der einfachsten Ebene ist das Auffinden isolierter Informationen gefordert, während das Bilden anaphorischer Bezüge, also das Verstehen von Rückverweisen auf bereits genannte Satzteile durch ▸Kohäsionsmittel, komplexere kognitive Fähigkeiten erfordert. Das komplexeste Niveau umfasst schließlich die Fähigkeit zum ▸inferenziellen Lesen, also das Ziehen von logischen Schlüssen, das Ergänzen nicht explizit genannter Informationen und das „zwischen oder hinter den Zeilen lesen" (Klicpera et al. 2013).
Die Testrohwerte werden für jeden einzelnen Subtest aus der Anzahl korrekt gelöster Items ermittelt, die für jeden Untertest sowie den Gesamttest in T-Werte und Prozentränge umgerechnet werden können.
Weitere nicht näher vorgestellte Verfahren zur Überprüfung der Lese-Rechtschreibkompetenz:

Überprüfung des Leseverständnisses:
- Lesegeschwindigkeits- und verständnistest für die Klassen 6–12 (LGVT 6-12, Schneider et al. 2007)
- Hamburger Lesetest für 3. und 4. Klassen (HAMLET 3-4, Lehmann et al. 2006)

Rechtschreibung:
- Hamburger Schreibprobe (HSP, May 2012)
- Deutscher Rechtschreibtest für das erste und zweite bzw. dritte und vierte Schuljahr (Stock und Schneider 2008)

Lesegeschwindigkeit:
- Würzburger Leise Leseprobe (WLLP-R, Schneider et al. 2011)
- Lesegeschwindigkeits- und verständnistest für die Klassen 6–12 (LGVT 6-12, Schneider et al. 2007)

Prävention von Schriftspracherwerbsstörungen

Literacy-Aktivitäten als präventive Maßnahmen im Vorschulalter und in Eingangsklassen

Die in diesem Abschnitt beschriebenen „literacy-Aktivitäten" zielen auf die präliteral-symbolische Phase (s. Kap. *Lesen- und Schreibenlernen ist ein Entwicklungsprozess*). Sie verfolgen das Ziel, in Elternhaus, Kita und Schule wichtige Vorläuferfähigkeiten für einen erfolgreichen Schriftspracherwerb zu schaffen.

Unter einem weit gefassten Verständnis des Begriffs der „literacy-Erziehung" werden Aktivitäten verstanden, die die Weiterentwicklung sprachlicher Fähigkeiten unterstützen und den Kindern unterschiedliche Facetten der Schriftsprache vermitteln. Aufgrund des engen Zusammenhangs zwischen laut- und schriftsprachlichen Kompetenzen sollten sie einen positiven Einfluss auf den systematischen, formalen Schriftspracherwerb in der Schule haben.

Auch wenn die Unterstützung in diesem Bereich nur geringfügige Auswirkungen auf die Lesefertigkeit, also schriftsprachliche Kompetenzen im engeren Sinn, haben dürfte, bilden sie die „Grundlage für das Leseverständnis und den schriftsprachlichen Ausdruck, die zwar nicht im ersten Jahr von besonderer Bedeutung sind, wohl aber in den folgenden Schuljahren" (Klicpera et al. 2013, 119).

Achtung

Eine unspezifische Sprachförderung mittels der im Folgenden beschriebenen „literacy-Erziehung" ist für Kinder mit Spracherwerbsstörungen (s. Kap. Spracherwerbsstörungen als Risikofaktor für die Ausbildung von Schriftspracherwerbsstörungen*) nicht ausreichend. Diese Kinder benötigen therapeutische Unterstützung von Logopädinnen oder akademischen Sprachtherapeutinnen.*

Was die Förderung in der lautsprachlichen Modalität angeht, profitieren von den „literacy-Aktivitäten" insbesondere normal entwickelte Kinder sowie Kinder, deren sprachliche Entwicklungsverzögerung primär auf eine mangelnde Anregung im Elternhaus zurückzuführen ist, und Kinder mit Migrationshintergrund, deren sprachliche Schwierigkeiten auf ihre nicht ausreichenden Möglichkeiten zurückzuführen sind, sich einen ausreichenden Wortschatz und die grammatischen Regeln des Deutschen anzueignen. Aktivitäten, die eine Vergrößerung des Wortschatzes und den Erwerb komplexer grammatischer Fähigkeiten mit sich bringen, sollten deshalb positive Auswirkungen auf den schriftsprachlichen Ausdruck und das Leseverständnis haben, da die Verwendung eines abwechslungsreichen Wortschatzes und komplexer syntaktischer Strukturen spätestens ab der dritten Klasse beim Verfassen eigener Geschichten erwartet wird und die Kinder auch in einfachen Lesetexten mit einem Wortschatz und grammatischen Strukturen konfrontiert werden, die in der Alltagskommunikation eher selten vorkommen. Ein kurzer Ausschnitt aus dem Kinderbuch „Der Maulwurf Grabowski" kann dies belegen.

> *„Er wanderte mehrere Tage und Nächte, überquerte Eisenbahnschienen und gefährliche Straßen, bis er an eine riesengroße Wiese kam, mit leichter duftender Erde darunter." (Murschetz 1972)*

Im Zusammenhang mit der lautsprachlichen Förderung kommt in diesem Rahmen der Bilderbuchbetrachtung ein besonderer Stellenwert zu. Aus diesem Grund sollten Erzieherinnen und Lehrkräfte insbesondere Eltern aus eher bildungsfernen Schichten, in denen der Umgang mit Büchern eine untergeordnete Rolle spielt, ermutigen, das Vorlesen beispielsweise einer „Gute-Nacht-Geschichte" zu einem familiären Ritual werden zu lassen. Dem Erzählen und Vorlesen sollte aber auch in der Kita und der Schule selbst ein breiter Raum gewährt werden. Damit dieses Medium seine potenziell sprachförderliche Wirkung tatsächlich entfalten kann, sollten Erzieherinnen und Lehrkräfte aber nicht nur vorlesen, sondern versuchen, die Kinder dabei sprachlich zu aktivieren.

Die Kinder können beispielsweise motiviert werden,
- die zu einem Textausschnitt passenden Bildausschnitte zu zeigen,
- Dinge, Personen, Handlungen etc. auf Bildern zu benennen,
- Bildausschnitte zu beschreiben,
- Vermutungen über den kommenden Inhalt anzustellen,
- sich in die Protagonisten hineinzuversetzen und deren Gefühle, Wünsche, Ideen etc. zu verbalisieren,
- beim wiederholten Betrachten des Bilderbuchs Teile der Geschichte (mit Unterstützung) selbst zu erzählen.

Neben der Förderung lautsprachlicher Fähigkeiten verfolgen „literacy-Aktivitäten" das Ziel, den Kindern
- ein Verständnis für Geschichten,
- die Verwendung ▸dekontextualisierter Sprache,
- sprachliche Abstraktionsfähigkeit,
- Lust am spielerischen Umgang mit Sprache,
- Freude und Vertrautheit im Umgang mit Schriftsprache im Allgemeinen und altersangemessen Geschichten und Büchern,
- sowie ein Verständnis der kommunikativen Funktion der Schriftsprache

zu vermitteln.

Unter einer dekontextualisierten Sprache versteht man eine Sprache, die nicht unmittelbar auf eine konkret wahrnehmbare Situation Bezug nimmt. Das Gesagte bezieht sich nicht mehr direkt auf eine konkrete sichtbare Handlung oder Situation, sodass es notwendig wird, diese mithilfe sprachlicher Mittel zu erschaffen, damit auch ein Außenstehender die Äußerung nachvollziehen kann. Die Kinder müssen dabei lernen, den Wissensstand der Zuhörer zu berücksichtigen, wesentliche und unwesentliche Informationen voneinander zu differenzieren und stringent zu formulieren. Diese Sprachform ist sowohl für die kommunikative Kompetenz von Kindern von Bedeutung, sie muss aber auch beim späteren Schreiben von Texten umgesetzt werden, da der Schreiber einen Text so verfassen muss, dass er auch für eine Person nachvollziehbar ist, die nur dessen Inhalt aufnimmt, in der geschilderten Situation selbst aber nicht dabei war. Um diese Fähigkeit anzubahnen, sollten im Elternhaus, im Kindergarten und in der Schule Raum und Zeit für gemeinsame Gespräche über nicht vorhandene Objekte, Erlebtes aus der Vergangenheit, Ideen und Pläne für die Zukunft geschaffen werden.

Wenn Kinder in der Schule oder der Kita etwas erzählen, das die anderen nicht miterlebt haben, müssen sie dekontextualisierte Sprache einsetzen. Dabei ist es notwendig, insbesondere sprachschwache Kinder zu unterstützen, diese Sprachform zu erlernen. Das kann gelingen, indem ihnen die notwendigen Teile einer stringenten Geschichte explizit vermittelt werden, die dann auch mittels Symbolkarten im Gruppenraum visualisiert werden.

> *„Du darfst uns erzählen, was dir am Wochenende am besten gefallen hat. Damit dich alle verstehen, musst du uns erzählen,*
> - *wer dabei war,*
> - *wo du warst,*
> - *was du gemacht hast,*
> - *was das Besondere war,*
> - *wie du dich dabei gefühlt hast,*
> - *was dir dabei besonders gut gefallen hat,*
> - *was dich geärgert hat".*

Diese Gesprächs- und Erzählrituale in Kita und Schule können durch die Einrichtung einer Schreibecke ergänzt werden, in der die Erzieherin/die Lehrkraft den Kindern für das Aufschreiben der Geschichten zur Verfügung steht, die noch nicht über ausreichende schriftsprachliche Kompetenzen verfügen. Werden dabei einige wichtige methodische Maßnahmen berücksichtigt, können die Kinder ein Verständnis für zahlreiche Facetten der Schriftsprache entwickeln.

Nachdem die Kinder ihre Geschichte erzählt haben, nimmt sich die Bezugsperson Zeit, diese unter „Anleitung des Kindes" aufzuschreiben (aus ökonomischen Gründen sollte man sich zu Beginn auf ein oder zwei Sätze beschränken). Um sich dabei vollständig einem Kind widmen zu können, haben die anderen Kinder währenddessen die Möglichkeit, ein Bild zu ihrer Geschichte zu malen. Alternativ kann das Aufschreiben auch in Phasen der Freiarbeit oder andere Zeiträume verlegt werden, in denen die Erzieherin Zeit hat, sich um ein Kind alleine zu kümmern.

Die Erzieherin fordert das Kind zunächst auf, seine Geschichte zu wiederholen. Dabei achten beide Beteiligten auf die Formulierung vollständiger, grammatisch korrekter Sätze und die Berücksichtigung der oben benannten zentralen Eckpfeiler einer Geschichte. Wenn die Geschichte dann aufgeschrieben wird, unterbricht die Erzieherin/die Lehrkraft das Kind nach jedem Wort und schreibt das entsprechende Wort auf. So kann das Kind ein Verständnis dafür entwickeln, dass beim Aufschreiben jedes artikulierte Wort wiedergegeben wird. Neben diesem wichtigen schriftsprachlichen Aspekt lernt das Kind so auch die Lese- und die Schreibrichtung kennen und abstrahiert gegebenenfalls ein erstes Wortkonzept, indem es darauf hingewiesen wird, dass jeder „Tintenfleck" zwischen zwei weißen Flecken einem Wort entspricht.

Diese Vorgehensweise kann mit zunehmender schriftsprachlicher Kompetenz der Kinder im Laufe der ersten Klasse sukzessive ausgebaut werden.

Nachdem die Kinder ihre Geschichte wie oben in einem Satz erzählt haben, stellt die Lehrkraft den Satz zunächst mithilfe von „Strukturstrichen" dar. Dabei entspricht jeder Strich einem Wort und die Länge der Striche in etwa der Wortlänge.

> **Beispiel**
>
> *Kind:*
> *„Am Samstag war ich mit meiner Mama im Schwimmbad."*
>
> *Lehrkraft zeichnet die Strukturstriche im Heft:*
> ___ _____ ___ ___ ___ _____ _____ ___ _____

Nun „liest" die Lehrkraft „die Geschichte" noch mal vor, während sie parallel jedes Wort zeigt, indem sie mit dem Finger auf die entsprechenden Striche tippt. Anschließend ist das Kind an der Reihe. Um dem Kind zu verdeutlichen, dass jeder Strich einem artikulierten Wort entspricht, lässt die Lehrkraft das Kind zeigen, welcher Strich welches Wort abbildet und welches Wort auf welchen Strich geschrieben werden muss. Abschließend darf das Kind die Geschichte erneut erzählen bzw. vorlesen und die Lehrkraft schreibt die Geschichte nach Diktat auf. Sind die

Kinder bereits in der Lage, Wörter in Einzellaute zu segmentieren, können sie die einzelnen Wörter der Geschichte bereits lautieren, gegebenenfalls auch selbst schreiben.

Viele Kinder haben mit Schuleintritt noch kein Verständnis für die unterschiedlichen Funktionen der Schriftsprache im Alltag entwickelt. Um insbesondere die kommunikative und gedächtnisstützende Funktion erlebbar werden zu lassen, können im Kita-Alltag Rollenspiele mit Schreibszenen integriert werden. Da gibt es mal eine Post und ein Büro, in denen unterschiedliche Schreibaufgaben erledigt werden müssen, ein Restaurant mit einer Speisekarte, in dem der Ober die Bestellungen schriftlich aufnimmt. Das Kind schreibt sich eine Einkaufsliste, bevor es in den Kaufladen zum Einkaufen geht (Ulich 2003). Auch wenn die Kinder noch über keinerlei Schreibfähigkeiten im eigentlichen Sinn verfügen, können sie motiviert werden, „Kritzelbriefe" zu verfassen oder ihre „Texte" mit Bildern oder Zeichen zu gestalten.

Den gedächtnisstützenden Nutzen der Schriftsprache verdeutlicht die Erzieherin oder die Lehrkraft, indem sie im Alltag bewusst Gebrauch vom Lesen und Schreiben macht und dies den Kindern auch explizit verdeutlicht. So können bei Besprechungen und Plänen für Ausflüge, Klassenfahrten etc. mit den Kindern Listen bzw. Notizen angefertigt werden, die dann in der Gruppe als Informationsgrundlage für das weitere Vorgehen herangezogen werden. Die Erzieherin kann z. B. vor dem Ausflug zum Wochenmarkt noch einmal die Listen zur Hand nehmen und nachschauen, was einige Tage vorher als Zutaten für den Obstsalat vereinbart wurde oder was die Kinder für die Klassenfahrt auf jeden Fall einpacken müssen. Die Lehrkraft kann in Anwesenheit der Kinder per E-Mail etc. eine Bestellung für das Sommerfest aufgeben, sie kann den Kindern vorlesen, was über ein aktuelles Ereignis in der Zeitung steht, wobei es eine Selbstverständlichkeit darstellt, dass der Zeitungsartikel in sprachlicher Hinsicht vereinfacht werden muss (Ulich 2003).

Übungen zum Aufbau einer impliziten phonologischen Bewusstheit auf Reim- und Silbenebene

Im komplexen Konstrukt der phonologischen Bewusstheit stellt die Fähigkeit, Reime zu erkennen und zu produzieren sowie Wörter in Silben zu segmentieren, einen ersten Schritt dar, vom Bedeutungsgehalt der Sprache zu abstrahieren und sich dem Klang der Sprache zuzuwenden. Auch wenn die Auswirkungen einer Bewusstheit für Reime und Silben auf den Schriftspracherwerb nicht überschätzt werden sollten, handelt es sich hier um eine Fähigkeit, die eine Bewusstheit für die einzelnen Laute der Sprache erfolgreich vorbereiten kann.

Ein Verständnis für größere sprachliche Einheiten kann bereits im Vorschulalter im Elternhaus und in der Kita erfolgreich angebahnt werden. Aus diesem Grund sollten Eltern darauf aufmerksam gemacht werden, dass Reim- und Klatschspiele, Gedichte, Verse und Lieder nicht nur Freude am Umgang mit Sprache vermitteln, sondern auch die Bewusstheit für die Lautstruktur vorbereiten können. Damit können sie ein (wenn auch unspezifisches) Fundament für den späteren Schriftspracherwerb legen.

Es geht dabei nicht darum, die Kinder in Förderstunden explizit zu trainieren, sondern durch einen spielerischen, lustvollen Umgang mit Sprache ein implizites Bewusstsein für formale Aspekte der Sprache (den Klang der Sprache) anzubahnen.

Dies beginnt bereits im Kleinkindalter mit „Hoppe, hoppe Reiter-Spielen", zieht sich über kleine Verse und Fingerspiele wie „Himpelchen und Pimpelchen" und Klatschspielen wie „Beim Müller hat´s gebrannt" hin zu schon etwas schwierigeren Liedern wie „Drei Chinesen mit dem Kontrabass", einer Sprachspielerei, bei der die Vokale der Wörter ausgetauscht werden müssen.

Beispiel

Klatschspiel

Ein kugelrundes Schwein – Schwein – Schwein,
das wollt gern dünner sein – sein – sein.
Es fraß sich nicht mehr satt – satt – satt,
wurd dürr, doch auch ganz matt – matt – matt.
Drum, Schwein, bleib rund – rund – rund,
sonst gleichst du einem Hund – Hund – Hund.

Dabei stellen sich zwei Kinder gegenüber und klatschen pro Zeile nach folgendem Schema (hier expliziert für den ersten Vers):

Ein	*(1x in die eigenen Hände)*
ku–	*(1x die rechten Hände gegeneinander)*
–gel	*(1x in die eigenen Hände)*
run–	*(1x die linken Hände gegeneinander)*
–des	*(1x in die eigenen Hände)*
Schwein, Schwein, Schwein	*(3x beide Hände gegeneinander)*[1]

---

1 Vgl. https://www.klatschreime.de/klatschreime/1/ (Zugriff am 29.12.2014)

Diese implizite Bewusstheit für den Klang der Sprache ist für Vorschulkinder absolut ausreichend. Die Vermittlung einer expliziten Bewusstheit für die kleinsten sprachlichen Einheiten (s. Kap. *Auf- und Ausbau einer expliziten Phonembewusstheit*) muss kein zwingender Bestandteil eines vorschulischen Curriculums sein. Den meisten Kindern gelingt es erst in der Auseinandersetzung mit dem alphabetischen Prinzip der Schriftsprache diese Fähigkeiten zu entwickeln.

Auf- und Ausbau einer expliziten Phonembewusstheit

Während im Vorschulalter also die Anbahnung einer Bewusstheit für die größeren sublexikalischen Einheiten der Silbe und des Reims im Vordergrund stehen sollte, muss im schriftsprachlichen Anfangsunterricht die Bewusstheit für die kleinsten bedeutungsunterscheidenden Einheiten der Lautsprache im Mittelpunkt stehen. So wurde im Kapitel *Die phonologische Bewusstheit* deutlich gemacht, dass aus diesem komplexen Konstrukt die Bewusstheit für die einzelnen Laute in besonders engem Zusammenhang mit dem Erlernen des alphabetischen Prinzips der Schriftsprache steht, weshalb die folgenden Vorschläge insbesondere das Ziel verfolgen, die Kinder beim Erwerb der alphabetischen Strategie zu unterstützen.

Nach Möglichkeit sollte auch in inklusiven Handlungsfeldern eine Förderung der phonologischen Bewusstheit nach dem Gießkannenprinzip für alle Kinder vermieden werden. Den meisten Kindern gelingt es in der Auseinandersetzung mit der Schriftsprache in den ersten Monaten der ersten Klasse, eine ausreichende phonologische Bewusstheit zu entwickeln. Eine zusätzliche intensive, systematische Förderung in Kleingruppen mit Elementen, wie sie im Folgenden skizziert werden, benötigen nur die Kinder, die ihre Schullaufbahn mit einem Defizit in der phonologischen Bewusstheit beginnen und in den ersten Schulwochen in diesem Bereich nur wenige Fortschritte machen.

Um für diese Risikokinder eine möglichst optimale Förderung zu realisieren, sollte sich die Lehrkraft an unterschiedlichen Niveaustufen bzw. Schwierigkeitsgraden orientieren, da nicht alle Aufgabenstellungen und v. a. nicht alle Wörter und Laute für Kinder mit vergleichbaren Anforderungen verknüpft sind. Diese Förderung der phonologischen Bewusstheit fokussiert in einem ersten Schritt das Identifizieren, bevor das Synthetisieren und das Segmentieren in den Mittelpunkt gestellt werden.

Identifizieren auf Phonemebene

Die Förderung auf Phonemebene beginnt mit dem Identifizieren von Lauten in Wörtern. Dabei fallen Kindern Laut-zu-Wort-Aufgaben („Hörst du ein [o:] in Ofen") am leichtesten, wobei die Identifizierung von Vokalen und Konsonanten, die gedehnt artikuliert werden können ([m], [f]), einfacher ist als die von ▶Plosiven und Konsonanten innerhalb einer komplexen Konsonantenfolge (z. B. [fl]).

> **Beispiel**
>
> *Schwierigkeitsstufe 1 (Vokale):*
> „Hörst du ein [o:] in Ofen?" „Hörst du ein [i:] in Auto?"
> *Schwierigkeitsstufe 2 (gedehnt artikulierbare Konsonanten):*
> „Hörst du ein [m] in Maus?" „Hörst du ein [f] in Rose?"
> *Schwierigkeitsstufe 3 (Plosive):*
> „Hörst du ein [t] in Tomate?" „Hörst du ein [p] in Kissen?"
> *Schwierigkeitsstufe 4 (Konsonantenhäufungen):*
> „Hörst du ein [b] in Brief?" „Hörst du ein [t] in Flasche?"

Anschließend sollten Übungen zur Anlautkategorisierung und -identifizierung durchgeführt werden. Die Kinder lernen Wörter nach gleichen Anfangslauten zu sortieren und Anfangslaute zu benennen. Auch hier ist der steigende Schwierigkeitsgrad in Abhängigkeit von der Art des Anlautes (Vokale → dehnbare Konsonanten → Plosive → Konsonantenhäufungen; s. Beispiel oben) zu berücksichtigen.

Synthetisieren auf Phonemebene

Was die Phonemsynthese, also die koartikulatorische Verschmelzung einzelner Laute angeht, können die Kinder beim Verstehen des Aufgabenformats unterstützt werden, indem zu Beginn Bildmaterial als Hilfestellung eingesetzt wird, da durch die Bilder mögliche korrekte Lösungen vorgegeben werden. Auf diese bildunterstützten Aufgabenstellungen sollte aber möglichst schnell verzichtet werden, damit echte Syntheseleistungen gefordert werden. In Abhängigkeit von den Silbenstrukturen und den vorkommenden Lauten sind Wörter unterschiedlich schwierig zu synthetisieren. Welche Wörter am einfachsten sind und deshalb zu Beginn der Förderung zum Einsatz kommen sollten, wird am Ende dieses Abschnitts thematisiert (s. S. 45).

Segmentieren auf Phonemebene

Um Kindern die komplexe Fähigkeit der Phonemsegmentation zu vermitteln, sollte man sich als Lehrkraft nicht auf einen Selbstlernmechanismus verlassen. Die Kinder benötigen Hilfestellungen, die es ihnen ermöglichen, „Wörter zu knacken" und in ihre Einzellaute zu zerlegen. Die Lehrkraft muss den Kindern demonstrieren, wie diese Aufgabe schrittweise bewältigt werden kann. Ein klassisches Übungsformat besteht darin, dass die Kinder ein Wort in Einzellaute segmentieren und parallel dazu für jeden Laut einen „Zauberstein" auf eine serielle Abfolge an Punkten legen (Abb. 9).

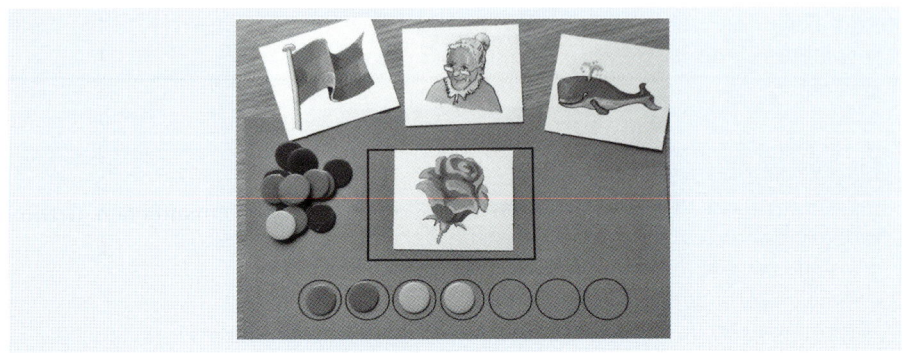

Abb. 9: Phonemanalyse

In Anlehnung an Schuele und Boudreau (2008) werden folgende Schritte vorgeschlagen:
- Die Lehrkraft spricht das Wort langsam und gedehnt vor und fordert die Kinder auf, genau auf ihre Mundbewegungen zu achten.
- Die Kinder wiederholen das Wort langsam und gedehnt und achten dabei auf ihre Aussprache.
- Die Lehrkraft wiederholt das Wort langsam und gedehnt und visualisiert die Artikulation, indem sie die entsprechenden Handzeichen (s. Kap. *Unterstützung beim Erlernen des synthetisierenden Lesens*) bildet.
- Die Kinder wiederholen das Wort und bilden parallel die entsprechenden Handzeichen.
- Bei mehrsilbigen Wörtern artikuliert die Lehrkraft zunächst das Wort in Silben segmentiert und anschließend die erste Silbe isoliert.
- Die Kinder wiederholen diesen Vorgang gemeinsam mit der Lehrkraft.
- Die Lehrkraft artikuliert den ersten Laut der ersten Silbe gedehnt und legt einen Stein in das erste Kästchen der Matrix, artikuliert den zweiten Laut gedehnt und legt einen Stein in das zweite Kästchen (anschließend analog für die folgenden Silben).
- Die Lehrkraft und die Kinder wiederholen den Vorgang der Segmentation gemeinsam und legen die entsprechenden Steine in die Kästchen.
- Die Lehrkraft wiederholt die drei zentralen Schritte: Aussprache des Wortes mit Ausführung der Handzeichen, gedehnte Sprechweise, silbensegmentierte und lautierende Sprechweise; die Kinder führen parallel die einzelnen Schritte aus.

Sowohl bei der Phonemsynthese als auch bei der Phonemsegmentation sollte die Lehrkraft insbesondere zu Beginn der Förderung die Wörter nach bestimmten linguistischen Kriterien auswählen. Sie sollten zu Beginn der Förderung aus maximal zwei Silben bestehen.

Was die Silbenstrukturen angeht, sollten diese Wörter ausschließlich aus einfachen KV- oder VK-Strukturen aufgebaut sein. Anders ausgedrückt sollten Konsonantenverbindungen vermieden werden. Wie oben bereits angedeutet, stellen Plosive und Konsonantenhäufungen besondere Herausforderungen an die phonologische Verarbeitung. Deshalb werden zuerst ausschließlich Wörter berücksichtigt, die im Bereich der Konsonanz nur dauerhaft artikulierbare Laute beinhalten. Im folgenden Kasten finden sich einige Beispielwörter, die diesen Kriterien entsprechen. Orthografische Besonderheiten werden bei dieser lautsprachlich orientierten Förderung selbstverständlich nicht berücksichtigt.

Fee	Aal	Sofa	Ofen
Reh	Eis	Rose	Emil
Schuh	Öl	Nase	Eisen
Sau	Aas	Schule	ölen
Lamm	Oma	Lama	eilen
Fisch	Affe	Schere	Emil
Los	Eule	Riese	Ines

Für die Förderung der phonologischen Bewusstheit am Ende der Vorschulzeit und zu Beginn der ersten Klasse stehen im deutschsprachigen Raum einige Programme zur Verfügung, aus denen Erzieherinnen und Lehrkräfte die effektivsten Übungen auswählen und sich ein eigenes Curriculum zusammenstellen können. Bei der Umsetzung der Förderprogramme sollten die oben beschriebenen Kriterien berücksichtigt werden.

- Olli der Ohrendetektiv. Test und Förderverfahren zur phonologischen Bewusstheit in Vorschule und Schule. (Hartmann und Dolenc 2005)
- Leichter lesen und schreiben lernen mit der Hexe Susi. Diagnose und Förderung im Schriftspracherwerb, Band 2 (Forster und Martschinke 2005)
- Hören, lauschen, lernen – Sprachspiele für Vorschulkinder (Küspert und Schneider 2008)
- Münsteraner Trainingsprogramm (MÜT). Förderung der phonologischen Bewusstheit am Schulanfang (Mannhaupt 2006b)

Vermittlung der Graphem-Phonem-Korrespondenzen

Seit etwa 15 Jahren haben sich Anlauttabellen im schriftsprachlichen Anfangsunterricht von Grund- und Förderschulen weitgehend etabliert. Sie wurden ursprünglich entwickelt, um es Kindern in offenen Unterrichtsformen zu ermöglichen, sich eigenaktiv im eigenen Tempo dem Lerngegenstand Schriftsprache anzunähern. Dadurch, dass von Anfang an mit dem gesamten Laut- und Buchstabenbestand gearbeitet wird, den Kindern also bereits zu Beginn der ersten Klasse alle Graphem-Phonem-Korrespondenzen zur Verfügung gestellt werden, werden die Schreibversuche nicht reglementiert, vielmehr lernen die Kinder von Anfang an, alles subjektiv Bedeutsame lautgetreu aufzuschreiben (Reichen 1988).

Da Kinder mit beeinträchtigter phonologischer Bewusstheit bei Schuleintritt häufig noch kein Verständnis für den Aufbau der Sprache aus Einzellauten entwickelt haben, sollten grundlegende Fähigkeiten aus dem Bereich der phonologischen Bewusstheit (z. B. Anlautidentifizierung) angebahnt worden sein, bevor die Kinder mit der Anlauttabelle und dem lautgetreuen Schreiben konfrontiert werden, wobei diese Förderung der phonologischen Bewusstheit auch parallel zur Arbeit mit der Anlauttabelle fortgeführt werden muss. Neben dem lautgetreuen Schreiben ist die Anlauttabelle auch ein geeignetes Medium, um sich die Buchstaben-Laut-Verbindungen selbstständig beizubringen, indem eine Assoziation zwischen dem Anfangslaut des Anlautbildes und dem daneben abgebildeten Buchstaben ausgebildet wird (Abb. 10: Das ist eine Feder, Feder hat am Anfang ein /f/, der Buchstabe ist das /f/ wie in „Feder").

Abb. 10:
Anlauttabelle

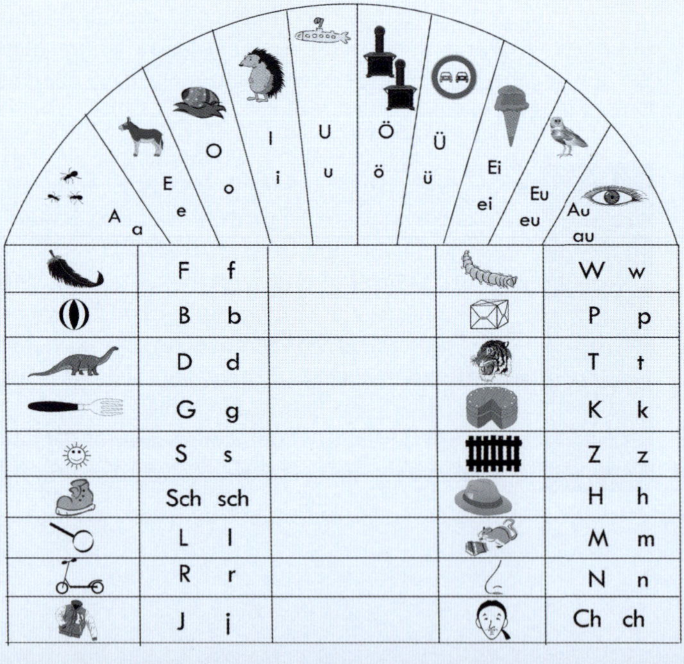

Damit auch Kinder mit Schwierigkeiten in der phonologischen Verarbeitung erfolgreich mit der Anlauttabelle arbeiten können, sollten bei der Erstellung bzw. der Beurteilung der Qualität einer Anlauttabelle einige Kriterien berücksichtigt werden.

- Verwendung kurzer einsilbiger Wörter
- Vermeidung von Wörtern mit komplexen Lautkombinationen (z. B. Eichhörnchen für <ei> oder Krokodil für <k>
- Vermeidung von wortinitialen Konsonantenhäufungen
- Verwendung von Begriffen aus der Erfahrungswelt der Kinder
- Verwendung von Bildern, deren Namen automatisiert abrufbar sind
- Verwendung von Bildern, die ausschließlich einen Namen aktivieren
- Verwendung von Bildern aus unterschiedlichen semantischen Feldern
- Verwendung optisch einwandfreier, aktueller Bilder

Neben der Arbeit mit der Anlauttabelle sollten die Buchstaben-Laut-Beziehungen ergänzend systematisch analysiert werden. Dabei bietet es sich an, vom isolierten Laut auszugehen, der durch den „neuen" Buchstaben symbolisiert wird. In kleinen Klanggeschichten werden die Kinder zu Beginn der Unterrichtsstunde motiviert, diesen Laut möglichst hochfrequent und stimmlich abwechslungsreich zu produzieren.

Beispiele für Klanggeschichten

- /r/ als Geräusch eines knurrenden Hundes
- /i/ als Laut bei empfundenem Ekel
- /s/ als Laut einer fliegenden Biene
- /f/ als Geräusch für aus einem Fahrradschlauch oder einem Luftballon ausströmende Luft
- /h/ als Geräusch, das beim Anhauchen eines Spiegels etc. entsteht
- /n/ als Geräusch, das ein Rennauto beim Fahren produziert
- /o/ als Ausruf des Erstaunens
- /ʃ/ als Geräusch einer alten Lokomotive

Als Gedächtnisstütze bietet es sich an, das Behalten der Graphem-Phonem-Korrespondenzen durch ▶Lautgebärden (Handzeichen) zu unterstützen. Zu diesem Zweck wurden zahlreiche Systeme nach unterschiedlichen Kriterien entwickelt (Schäfer und Leis 2008). Da bei zahlreichen leseschwachen Kindern auch noch mit Schuleintritt phonologische Schwierigkeiten offensichtlich sind, sollten insbesondere solche Handzeichen verwendet werden, die den Artikulationsmodus oder die Artikulationsstelle des jeweiligen Lautes symbolisieren (s. Kap. *Unterstützung beim Erlernen des synthetisierenden Lernens*).

Neben diesem phonologischen Element der Buchstabenanalyse („Mundaufgabe") beinhaltet eine Einführungsstunde zudem Elemente der optischen („Augenaufgabe") und der akustischen Analyse („Ohrenaufgabe"). Während die Analyse der Buchstabenform meist nur mit geringen Schwierigkeiten verknüpft ist, sollte sich die Lehrkraft bei der akustischen Analyse an folgenden steigenden Schwierigkeitsgraden orientieren.

Am einfachsten fällt es Kindern, wenn sie den isolierten Laut identifizieren und von anderen ähnlich klingenden Lauten differenzieren müssen. Anschließend erhalten die Kinder die Aufgabe, bei mitgebrachten Bildern oder Gegenständen zu entscheiden, ob das entsprechende Wort mit dem „neuen" Laut beginnt. Erst am Ende sollen sie bestimmen, ob sich der „neue" Laut in einem Wort am Anfang, in der Mitte oder am Ende befindet (Lautlokalisierung). Ein Beispiel für eine entsprechend strukturierte Unterrichtsstunde findet sich bei Mayer (2013b).
Forschungsergebnisse legen nahe, dass leseschwache Kinder weniger Schwierigkeiten mit der visuellen Verarbeitung der Buchstaben haben als vielmehr mit dem Zugriff auf die mit den Buchstaben assoziativ verknüpften Laute. Aus diesem Grund benötigen die Kinder intensive Übungsmöglichkeiten, bei denen der Buchstabe nicht nur visuell identifiziert, sondern auch der jeweilige Lautwert aktiviert werden muss (modalitätsübergreifende Verknüpfung).

Beispiele

- *Die Lehrkraft nennt einen Laut – Die Kinder zeigen den Buchstaben auf der Anlauttabelle und führen die Lautgebärde aus.*
- *Die Lehrkraft zeigt eine Buchstabenkarte – Die Kinder nennen den Laut und führen die Lautgebärde aus.*
- *Die Lehrkraft führt eine Lautgebärde aus – Die Kinder nennen den Laut und zeigen den Buchstaben auf der Anlauttabelle.*
- *Buchstaben abklatschen: Die Lehrkraft schreibt Buchstaben an die Tafel und nennt eine Folge von Lauten. Die Kinder haben die Aufgabe, die Buchstaben in der genannten Reihenfolge abzuklatschen und dabei die entsprechenden Laute zu wiederholen.*
- *Mein rechter Platz ist leer: Kinder haben ein Anlautbild oder eine Buchstabenkarte umhängen. Gespielt wird nach den üblichen Regeln.*
- *Finde mich: Kinder haben paarweise einen Buchstaben oder ein Bild der Anlauttabelle umhängen. Die Kinder bewegen sich zu Musik im Klassenzimmer. Bei Musikstopp müssen sich die Kinder korrekt zuordnen und die Korrespondenz benennen.*
- *Buchstabenwürfel: Ein Würfel wird mit Buchstaben beklebt; die Kinder würfeln, benennen den Buchstaben und überlegen sich möglichst viele Wörter, die den gewürfelten Buchstaben als Anlaut besitzen.*

Unterstützung beim Erlernen des synthetisierenden Lesens

Parallel zur Förderung der Phonemsynthese und der Phonemsegmentation (s. *Kap. Auf- und Ausbau einer expliziten Phonembewusstheit*) sowie der Vermittlung der Graphem-Phonem-Korrespondenzen (Kap. *Vermittlung der Graphem-Phonem-Korrespondenzen*) sollen die Kinder die Technik des synthetisierenden Lesens (= phonologisches Rekodieren) erlernen. Es gilt also die Kinder beim Erwerb der alphabetischen Strategie zu unterstützen. Spracherfahrungsbasierten Ansätzen liegt die Annahme zugrunde, dass dieser Lernschritt dann gelingt, wenn die Übungen von Beginn an als subjektiv bedeutungsvoll erlebt werden und sie dem Kind die Funktion und Bedeutung von Schreiben und Lesen vermitteln (Fleischhauer et al. 2014). Diese motivierenden didaktischen Ansätze sind für normal begabte Kinder sicherlich hilfreich und effektiv, jedoch dürften lernschwache Kinder eher von Angeboten profitieren, die ihnen die basalen Techniken des Lesens und Schreibens systematisch und kleinschrittig vermitteln. „Die direkte Unterrichtung und das systematische Üben bis hin zur Automatisierung dieser basalen Schriftsprachkompetenzen ermöglicht erst die Auseinandersetzung mit der Bedeutung von Schrift. Nur wenn die basalen Schriftsprachkompetenzen automatisiert sind, können Aufmerksamkeit und Arbeitsgedächtnis für das Verstehen, die Funktion und die Bedeutung von Schrift benutzt werden" (Fleischhauer et al. 2014, 206).

Die in diesem Abschnitt vorgestellten Maßnahmen dürfen also keineswegs als Ziel des schriftsprachlichen Anfangsunterrichts missverstanden werden. Vielmehr sollen sie den Kindern grundlegende Fähigkeiten vermitteln, die sie für die aktive sinnentnehmende Auseinandersetzung mit dem Gelesenen benötigen.

Um die indirekte Lesestrategie erfolgreich anwenden zu können und damit eine Basis für die Automatisierung der Worterkennung (s. Kap. *Automatisierung des Leseprozesses*) zu schaffen, sollten den Kindern zum einen die Graphem-Phonem-Korrespondenzen sicher zur Verfügung stehen. Zum anderen müssen sie in der Lage sein, die einzelnen in Laute umgewandelten Buchstaben koartikulatorisch zu verschmelzen, zu synthetisieren. Häufig ist dieser Einstieg in das alphabetische Prinzip der Schriftsprache die erste große Hürde für leseschwache Kinder, deren Überwindung zu Beginn der ersten Klasse systematischer Unterstützung bedarf.

Das Erlernen der indirekten Lesestrategie kann durch Übungen in der lautsprachlichen Modalität effektiv vorbereitet werden. Beispielsweise kann im Unterricht, aber auch im familiären Umfeld eine Schnecke als Identifikationsfigur für ein langsames, gedehntes, aber noch synthetisiertes Sprechen etabliert werden (Abb. 11).

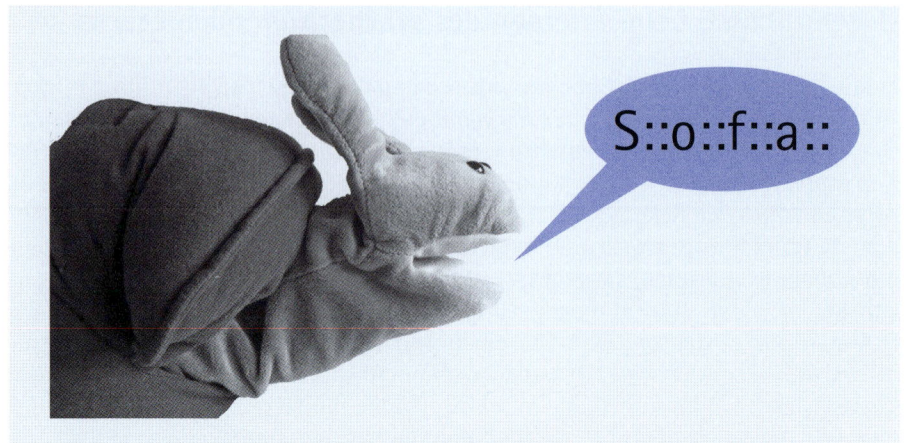

Abb. 11: Schnecke als Identifikationsfigur für ein langsames, gedehntes Sprechen

Die Schnecke benennt die Dinge im Klassenzimmer, die Namen der Kinder etc. in der ihr eigenen Sprechweise ([r::e::ga::l::]; die Doppelpunkte stehen für gedehnt gesprochene Laute). Die Kinder versuchen die Sprechweise der Schnecke zu verstehen, zu übersetzen und zu imitieren und legen so eine Grundlage für die Phonemsynthese und die Phonemsegmentation.

Analog kann ein Roboter als Identifikationsfigur für eine lautierende Sprechweise in den Unterrichtsalltag integriert werden. Im Unterschied zur Schnecke artikuliert der Roboter einzelne Laute ([r].[e].[g].[a].[l]; die Punkte stellen Pausen von ca. einer Sekunde dar). Wenn die Kinder die Robotersprache übersetzen, wenden sie die Phonemsynthese an. Beim Versuch, die Robotersprache zu imitieren, entwickeln sie ein erstes Gespür für die Zerlegung einzelner Wörter in Laute (= Phonemsegmentation).

Eine besonders wertvolle Hilfe für das Erlernen der Phonemsynthese stellen die bereits erwähnten Handzeichen (Lautgebärden) dar. Durch eine dynamische Ausführung dieser Gebärden können die „fließenden Übergänge" zwischen Lauten, also die koartikulatorische Verschmelzung sichtbar gemacht werden. Wie im Kapitel *Vermittlung der Graphem-Phonem-Korrespondenzen* bereits erläutert, sind für leseschwache Kinder mit sprachlichen Entwicklungsverzögerungen insbesondere solche Zeichen geeignet, die den Artikulationsort oder den Artikulationsvorgang visualisieren (Abb. 12). Ein sehr gut durchdachtes und praktikables System findet sich bei Schäfer und Leis (2008).

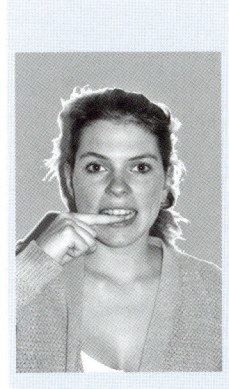 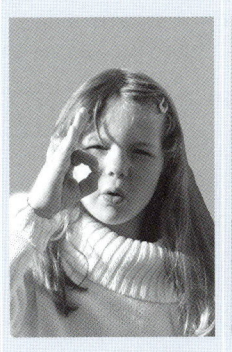 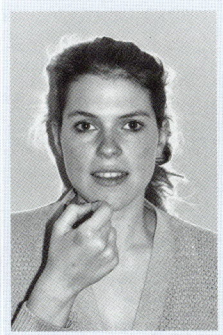 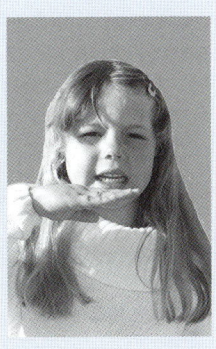

Abb. 12: Beispiele für Handzeichen

Vorbereitende Übungen zum synthetisierenden Lesen mithilfe von Handzeichen können in einem ersten Schritt auch ohne Schriftsprache umgesetzt werden. Dazu hängt die Lehrkraft Bilder an die Tafel, deren Namen sie ohne Stimme ausschließlich mithilfe der Handzeichen gebärdet. Die Kinder haben die Aufgabe „mitzulesen" und das entsprechende Bild an der Tafel zu finden.

In einem zweiten Schritt gebärdet die Lehrkraft Wörter oder sinnfreie Lautfolgen, die vorab an die Tafel geschrieben wurden. Auch hier sollen die Kinder mitlesen und die Wörter an der Tafel entdecken. In einer frühen Phase sollten hier ausschließlich lautgetreue Wörter verwendet werden. Mit zunehmender Übung kann die Rolle der Lehrkraft von den Kindern übernommen werden.

Weitere motivierende Übungsvorschläge, die ohne Schwierigkeiten im Unterricht mit der ganzen Klasse umgesetzt werden können, finden sich bei Mayer (2013b).

Für das „Fahrstuhllesen" stellt die Lehrkraft beispielsweise Buchstabenkärtchen mit einer Farbe für Vokale und einer anderen Farbe für Konsonanten her. Einige Konsonantenkärtchen werden untereinander an die Tafel gehängt. Die Lehrkraft lässt ein Vokalkärtchen von oben nach unten die Konsonanten entlangfahren. Die Kinder lesen die dabei entstehenden Silben.

Dummer-Smoch und Hackethal (2011) schlagen im Kieler Leseaufbau die Arbeit mit dem Silbenteppich vor. Dabei handelt es sich um eine schrittweise erweiterbare Matrix, in der horizontal die Vokale und vertikal die bereits bekannten Konsonanten eingetragen sind. In den entsprechenden Schnittstellen werden schließlich die daraus entstehenden Silben geschrieben (Abb. 13).

ma	me	mi	mo	mu
la	le	li	lo	lu
sa	se	si	so	su
na	ne	ni	no	nu
fa	fe	fi	fo	fu

Abb. 13: Silbenteppich

Die Autorinnen des Kieler Leseaufbaus schlagen folgende Übungen mit dem Silbenteppich vor:

Übungen

- *Die Silben einer Zeile werden mithilfe von Handzeichen synthetisiert, die Lehrkraft stoppt die Zeit.*
- *Dieselbe Zeile wird ein zweites Mal vorgelesen. Wieder wird die Zeit notiert und dem Kind der Fortschritt verdeutlicht.*
- *Die Lehrkraft stellt eine Silbe mit Handzeichen dar. Das Kind nennt die Silbe und zeigt sie.*
- *Die Lehrkraft zeigt auf einzelne Silben, die das Kind mit Handzeichen liest.*
- *Die Lehrkraft zeigt auf zwei Silben, die ein sinnvolles Wort ergeben. Das Kind gebärdet die beiden Silben mit Handzeichen und nennt das Wort.*
- *„Mäuschenspiel": Die Kinder erhalten einen unausgefüllten Silbenteppich. Die Lehrkraft markiert in ihrem eigenen Silbenteppich mehrere Felder als Mäuschen. Die Kinder versuchen diese ausfindig zu machen, indem sie fragen: „Ist das ‚Mäuschen' bei ‚mi' versteckt?" Verneint die Lehrkraft, schreiben alle Kinder die Silbe „mi" in das dafür vorgesehene Kästchen. Ziel ist es, gemeinsam die drei „Mäuschen" der Lehrkraft zu „fangen".*

Programme, die ein systematisches Erlernen des synthetisierenden Lesens fokussieren:

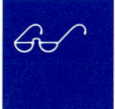
- Kieler Leseaufbau (Dummer-Smoch und Hackethal 2011)
- Lautgetreue Lese-Rechtschreibförderung (Reuter-Liehr 2001)
- IntraActPlus (Jansen et al. 2012)

Hinsichtlich der Wortauswahl gilt für das Erlernen des synthetisierenden Lesens dasselbe wie für die Vermittlung der Phonemsynthese und der Phonemsegmentation. Auch hier sollten zunächst nur kurze ein- und zweisilbige Wörter mit einfachen Silbenstrukturen, die ausschließlich aus dauerhaft artikulierbaren Lauten bestehen, zum Einsatz kommen (s. Kap. *Auf- und Ausbau einer expliziten Phonembewusstheit*). Hinzukommt, dass die Lehrkraft für die ersten Leseübungen ausschließlich lautgetreues Wortmaterial verwenden sollte.

Automatisierung des Leseprozesses

Nachdem die Kinder das synthetisierende Lesen erlernt haben – ein Lernprozess, der bei systematischer Förderung nach Möglichkeit am Ende der ersten Klasse abgeschlossen sein sollte –, besteht das zentrale Ziel ab der zweiten Jahrgangsstufe darin, die Kinder dabei zu unterstützen, den Leseprozess zu automatisieren und die Leseflüssigkeit und -geschwindigkeit sukzessive zu erhöhen (Aufbau der orthografischen Lesestrategie, s. Kap. *Lesen- und Schreibenlernen ist ein Entwicklungsprozess*), sodass immer weniger bewusste Aufmerksamkeit auf die Lesetechnik gelenkt werden muss und mehr Ressourcen für das Leseverständnis zur Verfügung stehen.

Der zentrale Lernschritt auf dem Weg zur automatisierten Worterkennung besteht darin, das buchstabenweise Erlesen von Wörtern zugunsten einer ganzheitlich-simultanen Verarbeitung größerer schriftsprachlicher Einheiten (z. B. Silben, Morpheme, häufig vorkommende Buchstabenfolgen) aufzugeben. Den meisten Kindern gelingt dieser Lernschritt durch eine Perfektionierung des phonologischen Rekodierens. Leseschwache Kinder haben dagegen besonders große Schwierigkeiten mit dem Übergang von der alphabetischen zur orthografischen Phase, sodass es notwendig ist, ihre Aufmerksamkeit bewusst auf besonders häufig vorkommende orthografische Muster des Deutschen zu lenken und deren ganzheitliche Verarbeitung zu trainieren.

Sind die Kinder in der Lage, solche orthografischen Muster auf sublexikalischer Ebene direkt automatisiert zu erkennen, ist zu erwarten, dass sie diese Fähigkeit auch auf die Wortebene übertragen können und Wörter mit diesen Einheiten nicht mehr vollständig synthetisieren müssen. Konkret sollten Kinder, die orthografische Muster wie <ahn>, <iege>, <ucht> als Ganzheiten erkennen, auch relativ schnell in der Lage sein, Wörter mit diesen Einheiten automatisiert zu erkennen (z. B. <ahnen>, <wiegen>, <Flucht>).

Ein Trainingsprogramm, das auf dem Gedanken aufbaut, über die ganzheitliche Verarbeitung sublexikalischer Einheiten die automatisierte Worterkennung zu verbessern, ist die Blitzschnelle Worterkennung (Mayer 2012, 2013c).

Dabei wird das direkte Erkennen der in der deutschen Schriftsprache am häufigsten vorkommenden Graphemfolgen (Signalgruppen) mit unterschiedlichen kindgemäßen motivierenden Übungen und Spielen zunächst isoliert und anschließend auf Wortebene eingeübt. In beiden Bänden zusammen werden in insgesamt zwanzig Fördereinheiten 60 Signalgruppen des Deutschen trainiert (s. Tabelle 3).

Tab. 3: Trainierte Signalgruppen in der Blitzschnellen Worterkennung

Blitzschnelle Worterkennung (Mayer 2012)		Blitzschnelle Worterkennung – Ergänzungsmaterial (Mayer 2013c)	
Kapitel 1	all, ast, ahn	Kapitel 1	der, ten, fla
Kapitel 2	ick, icht, ock	Kapitel 2	ung, str, ine
Kapitel 3	and, eib, auch	Kapitel 3	spr, sam, ahl
Kapitel 4	ing, ohn,ück	Kapitel 4	ber, kra, ank
Kapitel 5	ang, uch, und	Kapitel 5	iese, eim, ende
Kapitel 6	echt, eich, ort	Kapitel 6	enne, ache, ange
Kapitel 7	acht, ind, aub	Kapitel 7	eine, ucht, win
Kapitel 8	elt, ist, ecke	Kapitel 8	ent, elle, wir
Kapitel 9	anz, eil, ink	Kapitel 9	eit, sich, men
Kapitel 10	eifen, agen, iege	Kapitel 10	alt, esse, schen

Die einzelnen Fördereinheiten sind über das gesamte Lesetraining hinweg strukturell ähnlich aufgebaut. Pro Fördereinheit, für die jeweils etwa zwei Unterrichtsstunden anzusetzen sind, werden drei Signalgruppen (z. B. <ber>, <kra>, <ank>) fokussiert, deren automatisierte Verarbeitung zunächst isoliert und anschließend anhand eines Wortschatzes von sieben Wörtern pro Graphemfolge trainiert wird, sodass pro Fördereinheit mit 21 Wörtern gearbeitet wird. Im ersten Teil, der nur etwa 20 Minuten in Anspruch nimmt, werden den Kindern die im Mittelpunkt stehenden Graphemfolgen isoliert präsentiert. Die Kinder sollen diese Buchstabenfolgen zunächst synthetisierend erlesen, bevor Übungen zum Einsatz kommen, die das Ziel verfolgen, die Signalgruppen schnell und automatisiert benennen zu können. Im zweiten Teil werden die Kinder mit Trainingswörtern konfrontiert, die aus den Graphemfolgen gebildet werden, wobei der Schwerpunkt wiederum auf einer möglichst hochfrequenten Verarbeitung liegt. Das Manual stellt dazu einen umfassenden Pool an Übungen und Spielen zur Verfügung, aus dem die Lehrkraft wählen kann, um die Motivation der Kinder aufrechtzuerhalten.

Um den Leseprozess zu automatisieren, ist es zudem unumgänglich, den Sichtwortschatz der Kinder, also die Anzahl an Wörtern, die automatisiert benannt werden können, kontinuierlich auszubauen. Eine der nachweislich bewährtesten Unterrichtsmethoden mit dieser Zielsetzung ist das wiederholte Lesen desselben Wortmaterials. Insbesondere leseschwache Kinder profitieren weniger davon, wenn sie ständig mit neuen Texten konfrontiert werden. Da sie im Vergleich zu durchschnittlich lesenden Kindern Wörter wesentlich häufiger synthetisierend erlesen müssen, bevor sie Repräsentationen im Langzeitgedächtnis abspeichern können, ist es sinnvoll, sie zum wiederholten Lesen derselben Wörter zu motivieren. Dieses Ziel kann sowohl durch ein Training auf Wortebene als auch mit Texten erreicht werden, die aus einem eng umgrenzten Wortschatz bestehen, der hochfrequent wiederholt wird (Glück 2000).

Auf Textebene werden den Kindern altersangemessene, den (schrift-)sprachlichen Kompetenzen angepasste Texte zur Verfügung gestellt, die so häufig gelesen werden, bis ein vorab festgelegtes Erfolgskriterium (z. B. Anzahl korrekt gelesener Wörter/Minute) erreicht ist. Durch die Protokollierung und grafische Darstellung der Lesezeit kann den Kindern der sich üblicherweise rasch einstellende individuelle Fortschritt deutlich gemacht werden, sodass auch die Bereitschaft und die Motivation, Texte wiederholt zu lesen, gesteigert werden kann. Um beim wiederholten Lesen keine Langeweile aufkommen zu lassen, kann die Lehrkraft ab dem vierten Lesen kleine Fehler in den Text einbauen, die die Kinder entdecken müssen.

Auch bei der gemeinsamen Erarbeitung eines Lesetextes im Unterricht ist es nicht ausreichend, den Text einmal zu lesen und anschließend ausschließlich die inhaltliche Aussage zu besprechen. Vielmehr achtet die Lehrkraft darauf, die Kinder zu motivieren, den Text möglichst häufig zu erlesen. Zu diesem Zweck bietet es sich beispielsweise an, die Technik des „Echolesens" (Klicpera et al. 2013, 104) einzusetzen. Dabei liest die Lehrkraft einen Absatz des Textes laut vor, bevor die ganze Klasse oder einzelne Kinder denselben Absatz lesen.

Aber auch während und nach der Arbeit am Inhalt des Textes werden die Kinder aufgefordert,

- Fragen zum Text zu beantworten, indem die entsprechenden Textstellen vorgelesen werden,
- zu visualisierten Textinhalten die entsprechende Stelle im Text aufzufinden und vorzulesen,
- sich gegenseitig Fragen zum Text zu stellen, die durch das Vorlesen der entsprechenden Textstelle beantwortet werden,
- Wörter im Text zu finden und zu unterstreichen,
- am Tageslichtprojektor kurzfristig eingeblendete Wörter des Textes möglichst schnell und automatisiert zu benennen,
- sich die Absätze des Textes in Partnerarbeit gegenseitig vorzulesen,
- den geübten Text zu Hause den Eltern vorzulesen.

Häufig haben leseschwache Kinder Schwierigkeiten, sich insbesondere bei mehrsilbigen Wörtern visuell zu orientieren, also das Wort in sinnvolle Einheiten zu gliedern, die ihnen ein genaues und schnelles Lesen ermöglichen würden. Um die Silbenstruktur von längeren, mehrsilbigen oder zusammengesetzten Wörtern zum Erlesen nutzen zu können, wurde deshalb vorgeschlagen, den Kindern Strategien an die Hand zu geben, mit deren Hilfe sie Wörter in sinnvolle Einheiten gliedern können, die ganzheitlich-simultan und automatisiert erfasst werden können (Ritter 2014). Ein Lesetrainingsprogramm, das dieses Ziel verfolgt, ist das Potsdamer Lesetraining „PotsBlitz" (Ritter und Scheerer-Neumann 2009).

Das zentrale Element dieses Programms ist die Vermittlung visueller Segmentierungsstrategien zum Erlesen von komplexen mehrsilbigen Wörtern. Diese werden den Kindern anhand von Regeln und Beispielwörtern erklärt und dann zunächst gemeinsam mit der Therapeutin eingeübt. Im weiteren Verlauf sollen die Strategien beim Lesen von einzelnen Wörtern und Texten von den Kindern selbstständig angewendet werden.

Als zentrale Strategie wird den Kindern die Silbenregel vermittelt: „Stehen einer [sic] oder mehrere Mitlaute zwischen zwei Selbstlauten, gehört der letzte Mitlaut nach der Trennung zur jeweils folgenden Silbe" (Ritter 2014, 194).

Durch die Anwendung dieser Regel, also durch das schriftliche Markieren der Silbengrenzen in isolierten Wörtern und kleinen Texten sollen die Kinder lernen, Wörter visuell zu gliedern, die Wortstrukturen zu erkennen und die Wörter silbenweise zu erlesen.

PotsBlitz umfasst insgesamt 18 Einheiten von jeweils 45 Minuten. Der Stundenaufbau und die jeweiligen Inhalte sind im Handbuch detailliert vorgegeben, können und sollten aber dem individuellen Bedarf der Kinder angepasst werden.

Rechtschreiben

Während die Didaktik des schriftsprachlichen Anfangsunterrichts bis in die 1990er Jahre davon ausging, dass Wörter von Anfang an orthografisch korrekt geschrieben und alle Rechtschreibfehler von der Lehrkraft korrigiert werden sollten, damit sich falsche Schreibweisen nicht im Gedächtnis einprägen, geht eine entwicklungsorientierte Betrachtungsweise des Schriftspracherwerbs davon aus, dass Schreibanfänger zuerst das phonologische Prinzip der Schriftsprache als Grundprinzip des Schreibens erlernen sollten (= alphabetische Strategie), bevor sie mit den orthografischen Prinzipien der deutschen Schriftsprache konfrontiert werden. Klicpera et al. (2013) kommen zu dem Ergebnis, dass es für die häufig befürchtete Annahme, dass die von Schreibanfängern im Anfangsstadium produzierten lautgetreuen, orthografisch fehlerhaften Schreibweisen es Kindern erschweren könnten, sich die orthografisch korrekte Schreibweise einzuprägen, keine empirische Evidenz gebe.

Analog zum Leseunterricht sollte es das Ziel in der ersten Klasse sein, den Kindern die Fähigkeit zum lautgetreuen Schreiben, also das phonologische Prinzip als Grundstrategie („Schreibe, wie du sprichst") zu vermitteln. Ab der zweiten Klasse muss diese Fähigkeit ergänzt werden durch das Erlernen der orthografisch-morphematischen Strategie. Die Kinder sollen dann also systematisch mit den orthografischen Besonderheiten konfrontiert werden.

Um das phonologische Prinzip der Schriftsprache (= lautgetreues Schreiben, alphabetische Strategie) zu erlernen, müssen Kinder in der Lage sein, ein Wort in seine Einzellaute zu zerlegen und diese auf der Grundlage der erlernten Graphem-Phonem-Korrespondenzen den entsprechenden Buchstaben zuzuordnen. Diese Fähigkeit kann zunächst ohne schriftsprachliches Material in der lautsprachlichen Modalität eingeübt werden. Zum Einsatz kommen hier Übungen aus dem Bereich der phonologischen Bewusstheit, insbesondere zur Phonemsegmentation (s. Kap. *Auf- und Ausbau einer expliziten Phonembewusstheit*). Die Lehrkraft kann auch Arbeitsblätter für die Einzelarbeit und die Hausaufgabe gestalten, auf denen die Kinder die Namen einzelner Bilder segmentieren und für jeden gehörten Laut einen Punkt malen.

Wenn die Kinder bei diesen Aufgabenstellungen Sicherheit gewonnen haben, kann das Legen der Laute mit Steinen bzw. das Malen von Punkten abgelöst werden durch das Legen von Wörtern mit Buchstabenkarten. Beispielsweise erhalten die Kinder Buchstabenfächer, bei denen willkürlich aufeinander gelegte Buchstabenstreifen in die richtige Reihenfolge gebracht werden müssen. Das entsprechende Wort ist jeweils oben abgebildet. Alternativ können die Buchstabenkärtchen, die zum Schreiben des Wortes benötigt werden, in eine Fotodose oder eine Streichholzschachtel gelegt werden (Abb. 14). Diese Übungsformen haben den Vorteil, dass die Kinder sowohl in schreibmotorischer als auch in kognitiver Hinsicht entlastet werden, da die notwendigen Buchstaben bereits vorgegeben sind.

Um den Kindern den Einstieg in das lautgetreue Schreiben möglichst einfach zu machen, sollten bei der Auswahl der ersten Schreibwörter dieselben linguistischen Kriterien beachtet werden wie beim Erlernen des indirekten Lesewegs und der Phonemsegmentation (s. Kap. *Auf- und Ausbau einer expliziten Phonembewusstheit*).

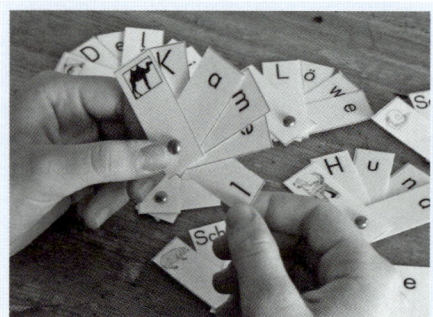 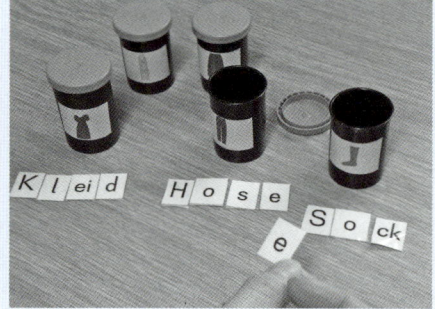

Abb. 14: Buchstabenfächer und Fotodosen mit Buchstaben

Um das lautgetreue Schreiben zu üben und zu automatisieren, benötigen die Kinder umfassende motivierende Schreibanlässe. Diese sollten sich zunächst auf die Wortebene reduzieren, um zusätzliche sprachliche, insbesondere grammatische und textstrukturelle Anforderungen zu vermeiden.

Die Kinder erhalten beispielsweise die Aufgabe,
- zentrale Begriffe aus dem Sachunterricht aufzuschreiben (z. B. ein Obst- und Gemüsebuch erstellen),
- „Wimmelbilder" zu beschriften,
- zu einer erzählten Geschichte Bilder zu malen und deren Namen daneben zu schreiben,
- „Lieblingswörter" zu schreiben,
- Kreuzworträtsel mit lautgetreuen Wörtern zu lösen (zahlreiche Vorlagen finden sich bei Forster und Martschinke 2005),

- sich die Bezeichnungen möglichst vieler im Sitzkreis liegenden Gegenstände einzuprägen und anschließend aufzuschreiben,
- „Handzeichen-Wörter" aufzuschreiben. Dazu gebärdet die Lehrkraft Wörter mit Handzeichen, die die Kinder „erlesen" und anschließend aufschreiben.

Von Bedeutung ist in diesem Stadium die Frage nach der Korrektur. Insbesondere Kinder mit Rechtschreibschwierigkeiten dürften in dieser Phase eher überfordert oder gar verwirrt werden, wenn sie auf „Fehler" aufgrund der Nicht-Beachtung orthografischer Besonderheiten hingewiesen werden. In den seltensten Fällen kann ein Transfer auf Schreibweisen mit derselben Problematik erwartet werden. Aus diesem Grund sollten lediglich solche Schreibweisen korrigiert werden, die nicht mit der Aussprache übereinstimmen. Kindern, die „Rose" beispielsweise als *<Rse> verschriften, kann die Lautstruktur des Wortes beispielsweise mithilfe von Handzeichen oder der Segmentierung in Sprechsilben verdeutlicht werden.

Eine wertvolle Hilfe für das Erlernen des lautgetreuen Schreibens ist das Schreiben mit Unterstützung einer langsamen, jede Silbe explizit betonenden Sprechweise. Während das oben skizzierte Lesetraining „PotsBlitz" für das Erlesen mehrsilbiger Wörter die Vermittlung einer visuellen Segmentierungsstrategie empfiehlt, sollen die Kinder als Vorbereitung auf das Schreiben Wörter zunächst lautsprachlich in Silben segmentieren und jede so identifizierte Einheit durch einen Baustein oder Bogen abbilden. Schmitz (2014, 221) schlägt als Vorbereitung auf das Schreiben ganzer Wörter vor, die durch Silbenbögen dargestellten Wörter wiederholt silbisch gegliedert artikulieren zu lassen und zunächst nur die Vokale als „Silbenkapitäne" in die Bögen eintragen zu lassen.

Werden die einzelnen Silben eines Wortes „in die Hand genommen", indem sie mit den Fingern, beginnend mit dem Daumen, gezeigt werden, können einzelne Einheiten in den Fokus der Aufmerksamkeit gerückt und genauer betrachtet werden. Wird bei einem dreisilbigen Wort (z. B. Kalender) der Zeigefinger „unter die Lupe genommen", rückt beispielsweise die Silbe „len" ins Blickfeld. Durch wiederholte Artikulation dieser Silbe kann die phonologische Struktur identifiziert und aufgeschrieben werden (Schmitz 2014, 216).

Das Zulassen lautgetreuer Schreibweisen ist ein zentraler Fortschritt der Schriftspracherwerbsdidaktik, der in der Folge der weithin anerkannten entwicklungsorientierten Betrachtung des Lesen- und Schreibenlernens mittlerweile breite Akzeptanz erfahren hat. Problematisch wird dieser Fortschritt dann, wenn dem Erwerb dieser Fähigkeit zu breiter Raum zuteil wird und fälschlicherweise davon ausgegangen wird, dass sich orthografische Kompetenzen auf der Grundlage dieser Fähigkeit quasi auf natürlichem Weg ausbilden würden. Spätestens ab der zweiten Klasse müssen die phonologischen Fähigkeiten durch orthografische ergänzt und die orthografischen Besonderheiten des Deutschen systematisch thematisiert werden.

Was die Vermittlung orthografisch korrekten Schreibens angeht, sollen im Folgenden zwei unterschiedliche erfolgversprechende Ansätze skizziert werden: die Vermittlung von Rechtschreibregeln und ein Training auf Morphemebene.

Morphembasierte Ansätze betonen das Prinzip der Morphemkonstanz in der deutschen Orthografie. Sie gehen davon aus, dass die Verankerung der Schreibweise von Morphemen im Langzeitgedächtnis eine wichtige Voraussetzung für orthografisch korrektes Schreiben darstellt. Aufgrund dessen, dass der Morphembestand des Deutschen deutlich kleiner ist als die Anzahl an Wörtern – Kleinmann (2014) schätzt, dass sich Schüler im Laufe ihrer Schulzeit die Schreibweise von etwa 5000 Morphemen einprägen müssen – sollte ein entsprechender Ansatz deutlich ökonomischer sein als das Einprägen der Schreibweise von Wörtern. Die Bedeutung dieses Ansatzes wird unterstrichen durch eine Analyse von Pilz und Schubenz (1979), derzufolge die 200 wichtigsten Morpheme des Deutschen 85 % aller Texte abdecken.

Ein Rechtschreibtraining mit dieser Zielsetzung ist die „Wortbaustelle" von Kleinmann (2004), ein Programm, das im Förderunterricht, aber auch mit der ganzen Klasse eingesetzt werden kann, wenn die Kinder das alphabetische Prinzip der Schriftsprache verstanden haben und anwenden können. Im Mittelpunkt des Programms steht das Training der wichtigsten Stammmorpheme des Deutschen. In insgesamt 22 Kapiteln werden jeweils ca. 15 Morpheme geübt, wobei das Hauptaugenmerk auf der Dehnungs- und Doppelungsproblematik der deutschen Orthografie liegt. Für das Programm wurden Buchstabenfolgen, in denen die Doppelung bzw. Dehnung deutlich wird (z. B. <ck>, <tz>, <mm>), zu Klanggruppen (z. B. <ock>, <ack>, <ück>) geordnet, bevor die in der deutschen Sprache am häufigsten vorkommenden und für Schüler relevanten Stammmorpheme mit diesen Klanggruppen ausgewählt wurden (z. B. <glock>, <hock>, <rock>). Methodischer Ausgangspunkt der „Wortbaustelle" sind kindgemäße, motivierende Texte, die aus einer großen Anzahl an Wörtern mit den zu trainierenden Stammmorphemen bestehen. Nachdem den Schülern bewusst gemacht wurde, welches Rechtschreibproblem auf der Grundlage der Geschichte fokussiert werden soll, werden die Stammmorpheme mit den jeweiligen Klanggruppen im Text gesucht und unterstrichen. Um deren Schreibweise zu sichern und zu automatisieren, haben die Kinder anschließend die Aufgabe, die Wörter herauszuschreiben, einen Lückentext auszufüllen, Sätze mit dem Übungswortschatz zu formulieren und aufzuschreiben sowie die Wortbausteine auswendig zu lernen. Das Auswendiglernen der Schreibweise der Morpheme sei für das Ziel des Trainings, den „Morphemschatz" sukzessive zu erweitern, von zentraler Bedeutung. Neben der Arbeit mit den Texten bietet die Wortbaustelle zahlreiche weitere spielerische Übungsmöglichkeiten an, die eine intensive Auseinandersetzung mit den Trainingsmorphemen ermöglichen.

Um Schülerinnen und Schülern orthografisch korrekte Schreibweisen systematisch zu vermitteln, können alternativ zur Morphemmethode die wichtigsten Regeln der Orthografie bewusst gemacht und eingeübt werden.

Zu den wichtigsten und zuverlässigsten Regeln, die in den ersten Schuljahren vermittelt werden können, gehören:
- Ich höre am Wortende ein [ɐ] und schreibe <er> (z. B. Leiter, Meister, Kleber).
- Endet ein Wort mit einem Konsonanten und einem [l], dann wird zwischen den beiden Konsonanten ein <e> eingefügt (z. B. Apfel, Nabel, Gabel, Schnabel, Nudel).
- Ich höre [ʃp] oder [ʃt] und schreibe <sp> bzw. <st>.
- Ich schreibe <ä> bzw. <äu>, wenn ich ein verwandtes Wort mit <a> oder <au> finde.
- Ich höre ein [p], [t] oder [k] am Wortende. Die tatsächliche Schreibweise ermittle ich durch Verlängerung des Wortes.
- Ich höre ein [iː] und schreibe <ie>.
- Wenn ich nach einem kurzen Vokal nur einen Konsonanten höre, wird dieser verdoppelt.

Das Marburger Rechtschreibprogramm (Schulte-Körne und Mathwig 2004) lässt sich diesem methodischen Ansatz zuordnen. In zwölf Kapiteln, deren vollständige Bearbeitung etwa zwei Schuljahre in Anspruch nimmt, wird jeweils eine orthografische Besonderheit des Deutschen behandelt (z. B. Doppelkonsonanz, Großschreibung von Nomen, „stummes h", Dehnungs-e nach langem i-Laut, silbentrennendes h).

Es handelt sich um ein klar strukturiertes Trainingsprogramm, das Lehrkräften in der schulischen Praxis detaillierte Hinweise für die Umsetzung gibt und zahlreiche Übungs- und Arbeitsmaterialien zur Verfügung stellt, sodass die Durchführung mit wenigen Problemen verbunden ist. Das Programm legt großen Wert auf zahlreiche Wiederholungen des Gelernten, sodass das Ziel der Automatisierung der Inhalte durchaus erreicht werden sollte. Positiv zu beurteilen ist der zu Beginn gesetzte Schwerpunkt auf die Konsonantenverdoppelung nach kurzen Vokalen, da es sich um ein Phänomen mit wenigen Ausnahmen handelt, das Kindern mit Rechtschreibschwierigkeiten häufig große Probleme bereitet.

Eine zentrale methodische Maßnahme des Marburger Programms sind die sogenannten Rechtschreib-Algorithmen, die den Kindern Lösungsstrategien für häufige Rechtschreibprobleme vermitteln sollen. Bei einem Algorithmus bildet eine

Entscheidungsfrage (z. B. „Enthält das Wort einen lang gesprochenen Selbstlaut?") den Ausgangspunkt. Aus der Beantwortung dieser Frage ergibt sich entweder die Lösung des orthografischen Problems oder eine weitere Frage. Mit dieser Hilfestellung sollen die Kinder Lösungsschritte für verschiedene orthografische Probleme verinnerlichen. Es dürfte sich hier insbesondere für Kinder mit impulsivem Arbeitsstil oder Konzentrationsschwierigkeiten um eine wertvolle Strukturierungshilfe bei der Lösung von Rechtschreibproblemen handeln.

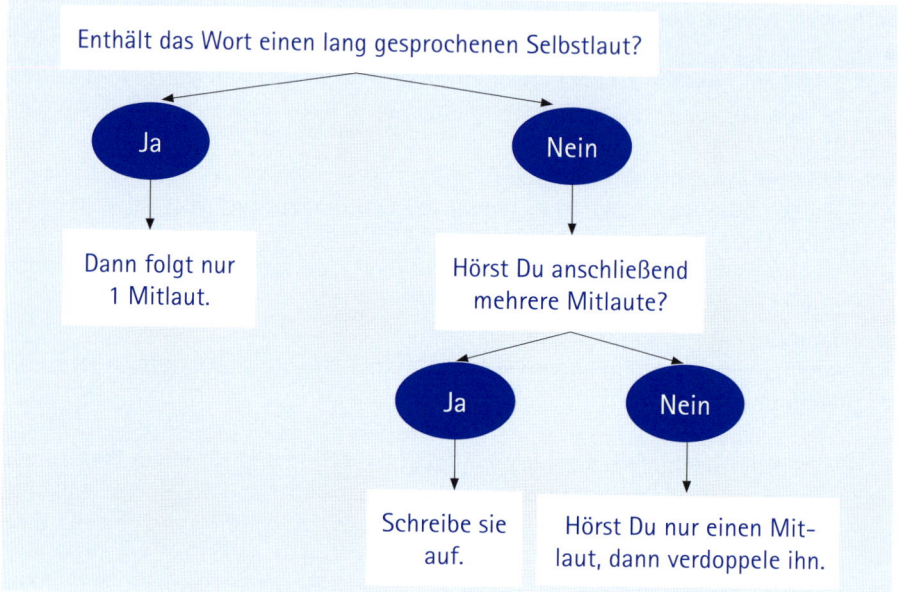

Abb. 15: Beispiel für einen Rechtschreib-Algorithmus

Die Arbeit mit diesen Algorithmen ist vielversprechend, jedoch auch mit einem hohen kognitiven Anspruch verknüpft, der von den Kindern ein hohes Maß an Anstrengungsbereitschaft und Konzentrationsvermögen verlangt. Aus diesem Grund ist das Programm für Kinder mit kognitiven Beeinträchtigungen und Aufmerksamkeitsdefiziten sicherlich weniger geeignet.

Weitere im Text nicht erwähnte Rechtschreibprogramme:

- Lautgetreue Lese-Rechtschreibförderung (Reuter-Liehr 2001)
- Kieler Rechtschreibaufbau (Dummer-Smoch und Hackethal 1993)
- Freiburger Rechtschreibschule (Rinderle 2014)

Nachteilsausgleich

Die Berücksichtigung und Förderung besonderer Schwierigkeiten beim Erlernen des Lesens und Rechtschreibens im schulischen Kontext ist in allen Bundesländern durch entsprechende Verwaltungsvorschriften geregelt, wobei die Empfehlungen der Kultusministerkonferenz „Grundsätze zur Förderung von Schülerinnen und Schülern mit besonderen Schwierigkeiten im Lesen und Rechtschreiben oder im Rechnen" vom 15.11.2007 in den meisten Fällen die Grundlage der Verordnungen darstellen.

Die präzisen Vorgaben und Inhalte der Erlasse der einzelnen Bundesländer zu skizzieren, würde den Rahmen dieses Ratgebers bei Weitem sprengen. Unter http://www.legakids.net/eltern-lehrer/hilfe-vor-ort/lrs-erlasse-der-laender finden sich Links zu den entsprechenden Vorschriften. An dieser Stelle sollen ausschließlich die in fast allen Bundesländern gültigen Regelungen und Empfehlungen erläutert werden.

Übereinstimmend wird betont, dass die Förderung der Lese- und Rechtschreibkompetenz auch bei ungünstigen Ausgangsbedingungen und besonderen Lernschwierigkeiten Aufgabe der Schulen ist, die durch Maßnahmen der Differenzierung und Individualisierung unterstützt werden muss. Kinder mit spezifischen oder allgemeinen Lese-Rechtschreibschwierigkeiten haben ein Recht darauf, im Unterricht die Unterstützungsangebote zu erhalten, die es ihnen ermöglichen, ihr Potenzial optimal zu entfalten. Diese Aufgabe ausschließlich auf außerschulische Therapieangebote zu schieben, ist nicht legitim. Um Kindern eine auf ihre Bedürfnisse ausgerichtete individuelle Förderung anbieten zu können, ist eine frühzeitige differenzierte qualitative Beschreibung des Ausgangsniveaus von zentraler Bedeutung. Sind die Beobachtungen und durchgeführten Lernstandsfeststellungen der zuständigen Lehrkraft nicht ausreichend, sehen die Erlasse vor, dass die Unterstützung sonderpädagogischer Dienste, schulpsychologischer Beratungsstellen etc. sowie fachärztliche Gutachten angefordert werden.

Auf der Grundlage einer qualitativen Auswertung der durchgeführten Lernstandsdiagnostik, ergänzt durch die Empfehlungen außerschulischer Gutachten, sollen individuelle Förderpläne entwickelt werden, die die Grundlage für individualisierte Fördermaßnahmen im Unterricht und eventuell notwendige zusätzliche schulische Unterstützungsangebote (Förderstunden, klassen- und jahrgangsübergreifende LRS-Kurse) bilden. Die durchgeführten Fördermaßnahmen und die individuellen Fortschritte sind fortlaufend zu dokumentieren.

Die Diagnose besonderer Schwierigkeiten beim Lesen- und Schreibenlernen wird in vielen Bundesländern nur gestellt, wenn die Probleme nicht ursächlich mit schlechten Deutschkenntnissen oder kognitiven Beeinträchtigungen assoziiert sind. Deshalb wird in vielen Ländern zusätzlich zur objektiven Erfassung der Lese-Rechtschreibleistung eine Intelligenzdiagnostik gefordert. Bei unterdurchschnittlichen Testergebnissen in beiden Bereichen und allgemeinen schulischen Lernschwierigkeiten soll das Vorliegen eines sonderpädagogischen Förderbedarfs überprüft werden.

Mit Ausnahme von Bayern, wo das Vorliegen einer Lese-Rechtschreibstörung (= Legasthenie) nur durch einen Facharzt für Kinder und Jugendpsychiatrie, ein Sozialpädiatrisches Zentrum oder eine andere entsprechend aus- und weitergebildete Fachkraft in Zusammenwirken mit einem im Schuldienst tätigen Schulpsychologen diagnostiziert werden kann (KMBek vom 16.11.1999), obliegt die Feststellung besonderer Schwierigkeiten beim Schriftspracherwerb und die daraus abgeleitete Entscheidung über die Notwendigkeit zusätzlicher Förderangebote in den anderen Bundesländern den Schulen (Klassen- oder Jahrgangsstufenkonferenz, Schulleitung). Erst in der Sekundarstufe wird für die Gewährung des Nachteilsausgleichs und des Notenschutzes (s. u.) in den meisten Bundesländern ein außerschulisches fachärztliches Gutachten oder die Empfehlung einer schulpsychologischen Beratungsstelle vorausgesetzt.

Neben der Pflicht aller Schulen, Kinder mit spezifischen Lese-Rechtschreibschwierigkeiten durch Maßnahmen der Individualisierung und Differenzierung zu unterstützen, sehen die Bundesländer die Umsetzung weiterer über den Klassenunterricht hinausgehender Unterstützungsangebote vor. Dazu gehören (in den Bundesländern unterschiedlich geregelt):

- LRS-Klassen
- Einrichtung von jahrgangs- und schulübergreifenden Fördergruppen
- Einsatz einer zusätzlichen Lehrkraft
- Unterstützung durch mobile sonderpädagogische Dienste
- Einbezug außerschulischer Fachkräfte
- Zusätzliche Förderstunden
- Stütz- und Förderkurse
- Außerschulische therapeutische Angebote

In allen Fällen müssen die Eltern über die durchgeführte Diagnostik, die Planung zusätzlicher Unterstützungsangebote sowie die Möglichkeit und die Umsetzung des Nachteilsausgleichs und des Notenschutzes (s. u.) informiert werden.

Ein Nachteilsausgleich und ein Abweichen von den allgemeinen Grundsätzen der Leistungsbewertung (Notenschutz) sind in all den Fällen zu gewähren, bei denen die schwerwiegenden Probleme mit dem Lesen und Schreiben trotz frühzeitiger Förderung im Klassenverband nicht behebbar sind. Davon betroffen sind nicht nur das Fach Deutsch, sondern insbesondere auch die Fremdsprachen. Was die Gewährung des Nachteilsausgleichs und des Notenschutzes angeht, wird in einigen Bundesländern zwischen einer spezifischen Lese-Rechtschreibstörung und einer allgemeinen Lese-Rechtschreibschwäche unterschieden (z. B. Bayern). Die vorgesehenen Maßnahmen sind in diesen Fällen bei spezifischen Lernstörungen „Muss-", bei allgemeinen Lernschwächen „Kann-Bestimmungen". So heißt es in der kultusministeriellen Bekanntmachung aus Bayern (KMBek vom 16.11.1999) beispielsweise, dass Schüler mit einer gutachterlich festgestellten Legasthenie von der Teilnahme an schriftlichen Leistungserhebungen, die ausschließlich der Feststellung der Rechtschreibkenntnisse dienen, befreit werden müssen, während es bei Schülern mit einer Lese- und Rechtschreibschwäche im pädagogischen Ermessen der Lehrkraft liegt, die Leistungserhebung dem aktuellen Leistungsstand des einzelnen Schülers anzupassen.

Die Empfehlungen der KMK (2007) betonen, dass Hilfen im Sinne eines Nachteilsausgleichs Vorrang haben sollen vor einem Abweichen von den allgemeinen Grundsätzen der Leistungsbewertung (Notenschutz).

Was den Nachteilsausgleich angeht, macht eine Zusammenschau der in den Bundesländern vorgesehenen Regelungen deutlich, dass nahezu überall vergleichbare Maßnahmen vorgeschlagen werden:

Dazu gehören:
- Verlängerung der Bearbeitungszeit bei schriftlichen Leistungserbringungen
- Angebot alternativer Aufgabenformen (praktische Prüfungen) oder Aufgaben von geringerem Umfang bei der Überprüfung der Rechtschreibleistung (z. B. Lückendiktat)
- Bereitstellen oder Zulassen technischer und didaktischer Hilfsmittel (z. B. Lesepfeil, größere Schrift, optisch klar strukturierte Tafelbilder und Arbeitsblätter, elektronische Textverarbeitung)
- Vorlesen schriftlich gestellter Aufgaben
- Ersetzen eines Teils der schriftlichen durch mündliche Lernerfolgskontrollen, stärkere Gewichtung mündlicher und praktischer Leistungen, insbesondere in den Fremdsprachen (z. B. Überprüfung der Vokabelkenntnisse in mündlicher Form)

Was die Abweichungen von den allgemeinen Grundsätzen der Leistungsbewertung (Notenschutz) angeht, finden sich in den Vorschriften der Länder v. a. Vorgaben, wie die Leistungen lese-rechtschreibgestörter Kinder in schriftlichen Lernzielkontrollen und Zeugnissen beurteilt werden sollen.

Beispielsweise kann in vielen Ländern die lese- und rechtschreibbezogene Leistungsbewertung ausgesetzt werden, wenn trotz begleitender Fördermaßnahmen das Rechtschreiben und/oder das Lesen im Fach Deutsch und/oder einer Fremdsprache über einen längeren Zeitraum mit schlechter als „ausreichend" zu benoten wäre. So heißt es in dem bereits zitierten Erlass aus Bayern: „Bei Schülern mit einer gutachterlich festgestellten Legasthenie entfällt eine notenmäßige Bewertung des Lesens und Rechtschreibens. Diese Bereiche fließen in die Deutschnote nicht mit ein." Auch an dieser Stelle wird die Differenzierung zur Lese-Rechtschreibschwäche deutlich, wenn es weiter heißt: „Bei Schülern mit einer Lese- und Rechtschreibschwäche können die Leistungen im Lesen und Rechtschreiben zurückhaltend gewichtet werden" (KMBek vom 16.11.1999).

Alternativ zur notenmäßigen Bewertung der Lese- und Rechtschreibleistung schlagen einige Bundesländer (z. B. Brandenburg) insbesondere im Primarbereich vor, anstelle von oder ergänzend zu einer Beurteilung mit Noten schriftliche Informationen zur Lernentwicklung im Bereich Lesen und Rechtschreiben vorzunehmen bzw. die Note mit verbalen Hinweisen zu erläutern. Dies gilt sowohl für Zeugnisse als auch für Klassenarbeiten, wobei die Notwendigkeit betont wird, insbesondere die Anstrengung und den individuellen Lernfortschritt pädagogisch zu würdigen.

Inwiefern der gewährte Nachteilsausgleich und Notenschutz in den Zeugnissen dokumentiert wird, ist in den Ländern unterschiedlich geregelt. Beispielsweise untersagt die Hansestadt Bremen entsprechende Bemerkungen, während in Bayern bei gutachterlich festgestellter Legasthenie in Zeugnissen die Formulierung „Die Rechtschreibleistungen wurden nicht bewertet" und bei einer Lese-Rechtschreibschwäche „Die Leistungen im Lesen und Rechtschreiben wurden zurückhaltend bewertet" verbindlich vorgesehen sind (Bayerisches Staatsministerium für Bildung und Kultus, Wissenschaft und Kunst 2014).

Von besonderer Bedeutung für betroffene Kinder ist die in den Vorgaben fast aller Bundesländer zu findende Bemerkung, dass besondere Schwierigkeiten im Lesen und Rechtschreiben allein keinen Grund darstellen dürfen, um Schüler für den Übergang in die nächste Jahrgangsstufe, die angrenzende Schulstufe oder eine weiterführende Schulart – bei sonst angemessener Gesamtleistung – als nicht geeignet zu beurteilen.

Literatur

Bayerisches Staatsministerium für Unterricht und Kultus (1999): Förderung von Schülern mit besonderen Schwierigkeiten beim Erlernen des Lesens und des Rechtschreibens. KMBek vom 16. November 1999. Amtsblatt - KWMBl. I Nr. 23, S. 379.

Bayerisches Staatsministerium für Bildung und Kultus, Wissenschaft und Kunst (2014): KMBek vom 6. Juni 2014. http://www.asv.bayern.de/winsv/media/edv:fz:legas_und_lrs_zeugnisbemerkung-neu.pdf (Zugriff: 18.05.2015)

Bowers, P.G.; Golden, J.O.; Kennedy, A.; Young, A. (1994): Limits upon orthographic knowledge due to processes indexed by naming speed. In: Berninger, V.W. (Hrsg.): The varieties of orthographic knowledge: Theoretical and developmental issue. Dordrecht/Boston/London: Kluwer Academic Publishers, 173–218.

Bundesministerium für Bildung und Forschung (BMBF) (2006): Schulerfolg von Jugendlichen mit Migrationshintergrund im internationalen Vergleich. Eine Analyse von Voraussetzungen und Erträgen schulischen Lernens im Rahmen von PISA 2003. Bildungsforschung Band 19. Berlin.

Catts, H.W.; Fey, M.E.; Zhang, X.; Tomblin, B. (1999): Language Basis of Reading and Reading Disabilities: Evidence from a Longitudinal Investigation. Scientific Studies of Reading 3, 331-361.

Catts, H.W.; Fey, M.E.; Tomblin, J.B.; Zhang, X. (2002): A Longitudinal Investigation of Reading Outcomes in Children with Language Impairments. Journal of Speech, Language and Hearing Research 45, 1142-1157.

Dilling, H.; Mombour, W.; Schmidt, M.H.; Schulte-Markwort, E. (2011): Internationale Klassifikation psychischer Störungen – ICD 10 Kapitel V/Forschungskriterien. Bern: Huber.

Dummer-Smoch, L.; Hackethal, R. (²1993): Handbuch zum Kieler Rechtschreibaufbau. Kiel: Veris.

Dummer-Smoch, L.; Hackethal, R. (2011): Kieler Leseaufbau. Kiel: Veris.

Fleischhauer, E.; Starke, A.; Grosche, M. (2014): Kleinschrittige und übungsbetonte Förderung von Lesen und Schreiben in der 1. Klasse mit IntraActPlus: Eine Handanweisung für Lehrkräfte. Sprachförderung und Sprachtherapie in Schule und Praxis 3, 206-214.

Forster, M.; Martschinke, S. (2005): Diagnose und Förderung im Schriftspracherwerb, Band 2: Leichter lesen und schreiben lernen mit der Hexe Susi. Donauwörth: Auer.

Fricke, S.; Schäfer, B. (²2011): Test für Phonologische Bewusstheitsfähigkeiten (TBP). Idstein: Schulz-Kirchner.

Glück, C.W. (2000): Von Lautfindungsstörungen und vom Langsamlesen. Die Sprachheilarbeit 45, 47-56.

Grimm, T. (2011): Genetik der Legasthenie. Sprache, Stimme, Gehör 35, e52-e59.

Hartmann, E.; Dolenc, R. (2005): Olli der Ohrendetektiv: Test und Förderverfahren zur phonologischen Bewusstheit in Vorschule und Schule. Donauwörth: Auer.

Hoover, W.A.; Gough, P.B. (1990): The simple view of reading. Reading and Writing: An Interdisciplinary Journal 2, 127-160.

Jansen, H.; Mannhaupt, G.; Marx, H.; Skowronek, H. (^{2}2002): Bielefelder Screening zur Früherkennung von Lese-Rechtschreibschwierigkeiten. Göttingen: Hogrefe.

Jansen, F.; Streit, U.; Fuchs, A. (2012): Lesen und Rechtschreiben lernen nach dem IntraActPlus-Konzept. Heidelberg: Springer.

Kannengieser, S. (2014): Spezifische Spracherwerbsstörungen. In: Grohnfeldt, M. (Hrsg.): Grundwissen der Sprachheilpädagogik und Sprachtherapie. Stuttgart: Kohlhammer, 188-199.

Kirschhock, E.M. (2004): Entwicklung schriftsprachlicher Kompetenzen im Anfangsunterricht. Bad Heilbrunn: Julius Klinkhardt.

Kleinmann, K. (2004): Die Wortbaustelle. Lichtenau: AOL.

Kleinmann, K. (2014): Morphemtraining mit der Wortbaustelle. Sprachförderung und Sprachtherapie in Schule und Praxis 3, 230-237.

Klicpera, C.; Schabmann, A.; Gasteiger-Klicpera, B. (2013): Legasthenie. München/Basel: Reinhardt.

Küspert, P.; Schneider, W. (^{6}2008): Hören, lauschen, lernen – Sprachspiele für Vorschulkinder (überarbeitete Auflage). Göttingen: Vandenhoeck & Ruprecht.

Lehmann, R.H.; Peek, R.; Poerschke, J. (2006): HAMLET 3-4. Hamburger Lesetest für 3. und 4. Klassen. Göttingen: Hogrefe.

Lenhard, W.; Schneider, W. (2007): ELFE 1-6. Ein Leseverständnistest für Erst- bis Sechstklässler. Göttingen: Hogrefe.

Linkersdörfer, J. (2011): Neurokognitive Korrelate der Dyslexie. Kindheit und Entwicklung 20, 4-12.

Mannhaupt, G. (2006a): Münsteraner Screening zur Früherkennung von Lese-Rechtschreibschwierigkeiten. Berlin: Cornelsen.

Mannhaupt, G. (2006b): Münsteraner Trainingsprogramm (MÜT). Förderung der phonologischen Bewusstheit am Schulanfang. Materialien mit Kopiervorlagen. Berlin: Cornelsen.

Martschinke, S.; Kirschhock, E. M.; Frank, A. (2001): Diagnose und Förderung im Schriftspracherwerb, Band 1: Der Rundgang durch Hörhausen. Donauwörth: Auer.

May, P. (2012): Hamburger Schreibprobe für die erste Klasse. Hamburg: Verlag für pädagogische Medien.

Mayer, A. (^{2}2012): BLIWO. Blitzschnelle Worterkennung. Dortmund: Borgmann Media.

Mayer, A. (^{2}2013a): TEPHOBE. Test zur Erfassung der phonologischen Bewusstheit und der Benennungsgeschwindigkeit. München: Reinhardt.

Mayer, A. (2013b): Gezielte Förderung bei Lese-Rechtschreibschwierigkeiten. München: Reinhardt.

Mayer, A. (2013c): BLIWO. Blitzschnelle Worterkennung. Ergänzungen. Dortmund: Borgmann Media.

Moll, K.; Landerl, K. (2010): SLRT II. Lese- und Rechtschreibtest. Weiterentwicklung des Salzburger Lese- und Rechtschreibtests (SLRT). Göttingen: Hogrefe.

Murschetz, L. (1972): Der Maulwurf Grabowski. Zürich: Diogenes.

Pilz, D.; Schubenz, S. (1979): Schulversagen und Kindertherapie. Köln: Rahl-Rugenstein.

Reichen, J. (^{3}1988): Lesen durch Schreiben. Heft 1: Wie Kinder selbstgesteuert lesen lernen. Zürich: Sabe.

Reuter-Liehr, C. (2001): Lautgetreue Lese-Rechtschreibförderung. Band 1. Bochum: Winkler.

Rinderle, B. (2014): Die Freiburger Rechtschreibschule (FRESCH). Sprachförderung und Sprachtherapie in Schule und Praxis 3, 238-247.

Ritter, C. (2014): Leseflüssigkeit fördern: PotsBlitz – Das Potsdamer Lesetraining. Sprachförderung und Sprachtherapie in Schule und Praxis 3, 191-197.

Ritter, C.; Scheerer-Neumann, G. (2009): PotsBlitz. Das Potsdamer Lesetraining. Förderung der basalen Lesefähigkeiten. Köln: Prolog.

Rüsseler, J. (2006): Neurobiologische Grundlagen der Lese-Rechtschreib-Schwäche. Implikationen für Diagnostik und Therapie. Zeitschrift für Neuropsychologie 17, 101-111.

Sassenroth, M. (1991): Schriftspracherwerb – Entwicklungsverlauf, Diagnostik und Förderung. Bern/Stuttgart: Paul Haupt.

Schäfer, H.; Leis, N. (2008): Lesen und Schreiben im Handumdrehen. Lautgebärden erleichtern den Schriftspracherwerb in Förderschule und Grundschule. München: Reinhardt.

Schmitz, L. (2014): Start in die Schriftsprache – ein individuelles Förderkonzept. Sprachförderung und Sprachtherapie in Schule und Praxis 3, 215-229.

Schneider, W.; Schlagmüller, M.; Ennemoser, M. (2007): LGVT 6-12. Lesegeschwindigkeits- und verständnistest für die Klassen 6-12. Göttingen: Hogrefe.

Schneider, W.; Blanke, I.; Faust, V.; Küspert, P. (2011): WLLP-R. Würzburger Leise Leseprobe – Revision. Ein Gruppentest für die Grundschule. Göttingen: Hogrefe.

Schnitzler, C. (2008): Phonologische Bewusstheit und Schriftspracherwerb. Stuttgart: Thieme.

Schuele, C.M.; Boudreau, D. (2008): Phonological Awareness Intervention: Beyond the Basics. Language, Speech and Hearing Services in Schools 39, 3-20.

Schulte-Körne, G.; Mathwig, F. (2004): Das Marburger Rechtschreibtraining. Bochum: Winkler.

Schulte-Körne, G.; Deimel, W.; Müller, K.; Gutenbrunner, C.; Remschmidt, H. (1996): Familial aggregation of spelling disorder. Journal of Child Psychology and Psychiatry 37, 817-822.

Sekretariat der Ständigen Konferenz der Kultusminister der Länder in der Bundesrepublik Deutschland (2007): Grundsätze zur Förderung von Schülerinnen und Schülern mit besonderen Schwierigkeiten im Lesen und Rechtschreiben oder im Rechnen http://www.kmk.org/fileadmin/veroeffentlichungen_beschluesse/2003/2003_12_04-Lese-Rechtschreibschwaeche.pdf (Zugriff: 23.12.2014)

Stock, C.; Schneider, W. (2008): DERET 1-2+. Deutscher Rechtschreibtest für das erste und zweite Schuljahr. Göttingen: Hogrefe.

Stock, C.; Marx, P.; Schneider, W. (2003): BAKO 1-4. Basiskompetenzen für Lese-Rechtschreibleistungen. Ein Test zur Erfassung der phonologischen Bewusstheit vom ersten bis vierten Grundschuljahr. Göttingen: Beltz Test.

Ulich, M. (2003): Literacy – sprachliche Bildung im Elementarbereich. Kindergarten heute 33, 6-18.

Wagner, R.K.; Torgesen, J.K. (1987): The Nature of Phonological Processing and its Causal Role in the Acquisition of Reading Skills. Psychological Bulletin 101, 192-212.

Wygotski, L.S. (1971): Denken und Sprechen. Frankfurt am Main: Fischer.

Wimmer, H.; Hummer, P. (1990): How German-speaking first graders read and spell: Doubts on the importance of the logographic stage. Applied Psycholinguistics 11, 349-368.

Glossar

Auslautverhärtung: Fachbegriff aus der Phonetik und Phonologie, der das Phänomen der deutschen Sprache beschreibt, Konsonanten (→ Plosive und Frikative [Reibelaute wie [f], [s]) am Ende einer Silbe und eines Wortes stets stimmlos zu realisieren, z. B. wird der letzte Buchstabe im Wort <Hund> nicht stimmhaft als [d], sondern stimmlos als [t] realisiert

Benennungsgeschwindigkeit: Geschwindigkeit, mit der zu einer Abfolge visueller Stimuli (Buchstaben, Zahlen, Farben, einfache Objekte) die entsprechenden verbalen Repräsentationen aktiviert, also benannt werden können

dekontextualisierte Sprache: Sprache, die nicht an eine konkrete Situation gebunden ist, z. B. wenn das Kind zu Hause über Erlebnisse in der Schule oder in der Kita erzählt

direkte Lesestrategie: automatisierte Worterkennung; einige besonders hervorstehende Wortmerkmale aktivieren die Aussprache und die Bedeutung des Worts

Graphem-Phonem-Korrespondenzen: Buchstabe-Laut-Zuordnungen

indirekte Lesestrategie: siehe phonologisches Rekodieren

inferenzielles Lesen: die Fähigkeit, die in einem Text nicht explizit benannten Informationen eigenständig zu ergänzen („zwischen den Zeilen lesen")

Kohäsionsmittel: sprachliche Mittel, die bewirken, dass Sätze syntaktisch und inhaltlich als zusammenhängend wahrgenommen werden. a) Bsp. Pronomen: Hänsel war traurig. Er hatte Angst. b) Bsp. Substitution durch Synonyma o. Ä.: Max hatte Angst. Der kleine Junge weinte. c) Bsp. Pronominaladverbien: Hänsel war eingesperrt im Keller. Darin war es sehr kalt. d) Bsp. Konjunktionen, um temporale, kausale etc. Beziehungen auszudrücken: Ich konnte nicht in die Schule gehen, weil ich mich unwohl fühlte.

Lautgebärden (Handzeichen): Gebärden, die auf visuelle Merkmale der Buchstabenform oder die Artikulation des entsprechenden Lautes hinweisen und als Erinnerungshilfe für das Einprägen des Buchstabens bzw. die korrekte Lautbildung dienen

literacy: Aktivitäten und Kompetenzen rund um das Lesen und Schreiben, neben schriftsprachlichen Kompetenzen im engeren Sinn gehören dazu auch Text- und Sinnverständnis, Erfahrungen mit der Lese- und Erzählkultur der jeweiligen Gesellschaft, Vertrautheit mit Literatur und anderen schriftbezogenen Medien

mentales Lexikon: ein aktiver Speicher im Langzeitgedächtnis, der alle einem Menschen bekannten Wörter enthält und in dem all das Wissen, das wir zu einem Wort haben (phonologisches, morphologisches, semantisches, syntaktisches, orthografisches), repräsentiert ist

Morphem: die kleinste bedeutungstragende Einheit der Sprache (z. B. beinhaltet das Wort „Hunde" zwei Morpheme: das Stammmorphem „Hund", das den Kern der Wortbedeutung trägt, und das grammatische Morphem „e", das die grammatische Information Plural trägt

Phoneme: abstrakte kognitive Soll-Vorstellungen der kleinsten bedeutungsunterscheidenden sprachlichen Einheiten, die dazu dienen, gehörte Laute erkennen zu können und reale Laute zu erzeugen

Phonem-Graphem-Korrespondenzen: Laut-Buchstaben-Zuordnungen

Phonemsegmentation: Zerlegung eines Wortes in Einzellaute

Phonemsynthese: koartikulatorische Verschmelzung von Einzellauten zu Lautfolgen

Phonologie: untersucht als Wissenschaft die Funktion und die Eigenschaften von Sprachlauten; im Zusammenhang mit Schriftspracherwerbsstörungen meint der Begriff die Lautstruktur der Sprache im Vergleich zur Orthografie, bei der es sich um die visuelle Struktur der Schriftsprache handelt

phonologische Bewusstheit: die bewusste Identifizierung, Synthese, Segmentation und Manipulation sprachlicher Einheiten auf sublexikalischer Ebene (Silben, Reim, Phonem)

phonologische Informationsverarbeitung: die Fähigkeit, bei der Produktion und Verarbeitung von Laut- und Schriftsprache mit Informationen über die Lautstruktur der Sprache bewusst umzugehen, sie zu speichern und zu verarbeiten, sowie phonologische Repräsentationen im Langzeitgedächtnis automatisiert zu aktivieren

phonologisches Rekodieren (= indirekte Lesestrategie): die bewusste Umwandlung einzelner Buchstaben in Laute und koartikulatorische Verschmelzung zu einer Lautfolge

Plosive: Konsonanten, bei deren Artikulation die Ausatemluft zunächst vollständig blockiert und der gestaute Luftstrom anschließend explosionsartig freigesetzt wird; im Deutschen gehören die Laute [p], [b], [t], [d], [k] und [g] zu den Plosiven

Pragmatik: Teildisziplin der Linguistik, die sich mit den kontextabhängigen Absichten und Wirkungen von Sprache in konkreten Situationen beschäftigt

Prosodie: Eigenschaften des Sprechens und der Stimme, die die Bereiche Betonung, Rhythmus, Lautstärke, Tempo, Pausen und Intonation (Sprechmelodie) umfassen

Pseudowörter: Wörter, die in der jeweiligen Sprache nicht existieren, aber regelkonform gebildet werden (z. B. rolatroku)

segmentale Schreibstrategie: Vorgehensweise beim Schreiben, bei der ein Wort in Einzellaute zerlegt (→ Phonemsegmentation) und jedem identifizierten Laut ein Buchstabe zugeordnet und aufgeschrieben wird

Semantik: Lehre von der sprachlichen Bedeutung von Morphemen, Wörtern, Sätzen und Texten

sublexikalisch: sprachliche Einheiten unterhalb der Wortebene; konkret sind üblicherweise die Ebenen der Silben, der Reime und der Laute gemeint

Worterkennung: Umwandlung eines gedruckten Wortes in Lautsprache mittels der indirekten oder der direkten Lesestrategie